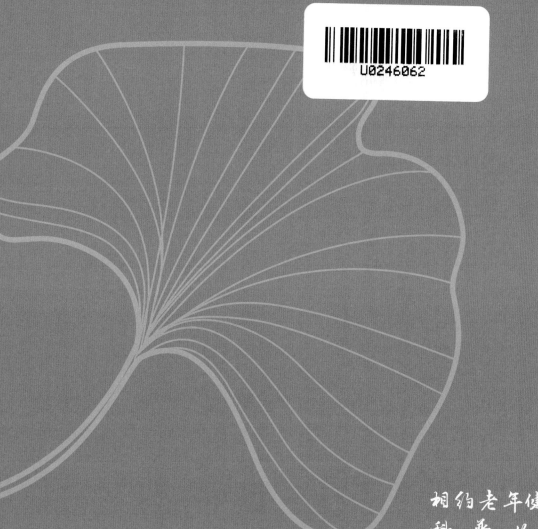

U0246062

相约老年健康
科 普 丛 书

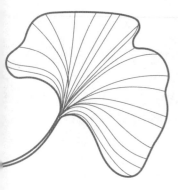

相约老年健康
科普丛书

北京老年医院
组织编写

老年人
运动健康一本通

主 编 陈雪丽
副主编 陈亚平 董继革 贾晓丽
编 者（按姓氏笔画排序）

仇园园 北京市大兴区中西医结合医院
刘建华 中国康复研究中心
江 山 中日友好医院
张 丽 北京市第二康复医院
陈亚平 首都医科大学附属北京同仁医院
陈雪丽 首都医科大学附属北京世纪坛医院
罗丽华 中国中医科学院望京医院
郄淑燕 首都医科大学附属北京康复医院
茹 凯 首都体育学院
贾晓丽 北京老年医院
高 磊 首都医科大学附属北京同仁医院
董继革 中国中医科学院望京医院
谢 瑛 首都医科大学附属北京友谊医院
谢红志 北京市大兴区中西医结合医院
主 审 宋岳涛

人民卫生出版社
·北 京·

　　截至 2022 年底，我国 60 岁及以上老年人口达 2.8 亿，占总人口的 19.8%；65 岁及以上老年人口近 2.1 亿，占总人口的 14.9%。"十四五"期间， 60 岁及以上老年人口预计超过 3 亿，占比将超过 20%，我国将进入中度老龄化社会。预计到 2035 年左右， 60 岁及以上老年人口将突破 4 亿，占比将超过 30%，我国将进入重度老龄化社会。中国不仅是人口大国，还是世界老年人口大国。老人安则家庭安，家庭安则社会安，面对快速发展的人口老龄化形势，面对世界绝无仅有的老年人口规模，如何走出一条有中国特色的应对人口老龄化之路，实现及时、综合、科学应对，是摆在党和政府及全体中国人面前的一个重要课题。

　　党的十九届五中全会明确提出"实施积极应对人口老龄化国家战略"，这是以习近平同志为核心的党中央在我国进入新发展阶段、开启社会主义现代化国家建设新征程之际作出的重大判断，是从党和国家事业发展全局出发作出的重大部署。 2021 年重阳节前夕，习近平总书记对老龄工作作出重要指示，强调贯彻落实积极应对人口老龄化国家战略，把积极老龄观、健康老龄化理念融入经济社会发展全过程。党的二十大报告提出"推进健康中国建设""把保障人民健康放在优先发展的战略位置"和"实施积极应对人口老龄化国家战略"。推进实现健康老龄化是民之所需、国之所愿的大好事，是新时代我国最主动、最经济有效、最可持续、最符合国情的应对人口老龄化的方式和举措，也最能体现人民至上、生命至上的宗旨。

　　为把健康老龄化落到实处，实现"生得要优、养得要壮、活得要好、老得要慢、病得要晚、走得要安"的目标，北京市积极构建以健康教育、预防保健、疾病诊治、康复护理、长期照护、安宁疗护为主要内容的综合连续、覆盖城乡、就近就便的老年健康服务体系和"预防、治疗、照护"三位一体的老年健康服务模式。北京老年医院作为全国著名的以老年健康服务为特色的三级医院，积极参与国家及北京市健康老龄化研究和项目的推进，同时还承担了北京市老年健康和医养结合服务指导中心的工作，统筹推进全市健康老龄化的实施，老年友善医疗机构建设等多项成果被国家卫生健康委员会上升为国家政策在全国推广，为全市和全国健康老龄化的实施作出了贡献。

常言道，最好的医生是自己，最好的医院是厨房，最好的药物是食物。每个人是自己健康的第一责任人，在维护自身健康的过程中，个人和家庭的生活方式发挥着关键性的主导作用。北京老年医院组织编写的《相约老年健康科普丛书》共6个分册，是专门写给老年朋友的科普著作，非常实用。本套丛书语言流畅，图文并茂，内容深入浅出，真正道出老年健康的真谛。民以食为天，《老年人吃出健康好身体》分册讲出了饮食健康在老年人维护自身健康中发挥着最基础、最重要的作用，只有合理膳食，保持营养平衡，才能保障人体各组织结构的稳定、新陈代谢作用的发挥和各种功能的高效协同。生命在于运动，《老年人运动健康一本通》分册道出运动是开启老年人身心健康之门的"金钥匙"，愿老年人始终保持充沛的精力和持续的运动功能，生命不息，运动不止。睡眠是保持身心健康的良药，也是解决烦恼问题的法宝，更是提高认知能力的补品，《老年人睡出健康病不扰》分册指明了睡眠在保障老年人健康方面的关键作用，人生约有1/3的时光是在睡眠中度过的，良好的睡眠为我们送来健康的身体、清醒的头脑、快乐的心情、平静的心态、良好的记忆、美丽的容颜、幸福的生活和精彩的世界。精神健康是保障人体身心健康的重要基石之一，《老年人精神健康小处方》分册送给老年人保持心情舒畅、排解忧愁、解除烦恼、远离焦虑、免除抑郁、避免失智、永葆认知的秘诀。做好安全防范，防微杜渐，可以免除日常生活中的许多麻烦，《老年人日常安全小知识》分册教给老年人如何防范居家生活中的用电、用气、用火和被盗风险，如何保障起居安全、出行安全、饮食安全、用药安全和财产安全等，小心驶得万年船，对于老年人更加适用。自身的健康命运掌握在自己手中，《老年人小病小痛小对策》分册为老年人送去了祛病强身、解除病痛的许多小策略、小妙招，达到疾病早预防、早发现、早诊断、早治疗、早康复之目的，起到事半功倍的作用。

聚沙成塔、集腋成裘，一件件看似每日都在重复的小事，构成了保障老年人乐享晚年健康生活、提高生命质量的一块块基石。本套丛书贴近老年人的生活，针对老年人的需求，真正体现了以老年人的健康为中心，相信本套丛书会给老年人维护自身健康指点迷津、传经送宝，为老年人答疑解惑，成为老年人生活中的良师益友。

最后，愿北京老年医院在积极应对人口老龄化的国家战略中发挥更大更重要的作用，百尺竿头更进一步！在此，向本丛书的所有参与者、支持者表示敬意和感谢！

王小娥

北京市卫生健康委员会党委委员

北京市老龄工作委员会办公室常务副主任

2023 年 3 月

序

二

  党的十九届五中全会明确提出"实施积极应对人口老龄化国家战略"。《健康中国行动（2019—2030 年）》的"老年健康促进行动"中指出："我国老年人整体健康状况不容乐观……患有一种及以上慢性病的比例高达 75%。失能、部分失能老年人约 4 000 万。开展老年健康促进行动，对于提高老年人的健康水平、改善老年人生活质量、实现健康老龄化具有重要意义。"老年人应改善营养状况、加强体育锻炼、参加定期体检、做好慢性病管理、促进精神健康、注意安全用药和家庭支持。为了更好地推进"老年健康促进行动"，北京老年医院组织编写《相约老年健康科普丛书》，共 6 册，分别从老年人的营养健康、运动健康、睡眠健康、精神健康、日常安全和慢性病防控等方面给予指导，目的是让老年人提高自身的健康素养，提升主动健康的能力和水平，达到强身健体、延年益寿、享有高品质生活之目的。

  没有老年健康，就没有全民健康。老年人是一个特殊群体，随着年龄逐渐增长，会出现身体结构老化、功能退化、多病共存、多重用药、认知下降、心境不佳、适应不良、地位弱化、脆性增加和风险增大等一系列表现，且生理性衰老、心理性衰老和社会性衰老会越来越突出。维护好老年人的健康，实质上是一项复杂且系统的工程，要做好这一工程，最重要也是最经济的措施之一就是做好老年人的健康教育和预防保健工作。如何才能保障老年人的健康？就老年人个体而言，应坚持不懈地学习和掌握老年健康的相关知识和基本技能，在日常的生活中真正做到合理膳食、戒烟限酒、适量运动和心理平衡；就老年人家庭而言，应为老年人创建膳食平衡的饮食环境、便于出行的生活环境、舒适安全的居住环境和心情舒畅的文化环境；就老年医疗卫生机构而言，应为老年人创建涵盖健康促进、预防保健、慢性病防控、急性疾病医疗、中期照护、长期照护和安宁疗护等综合连续的老年健康服务；

就国家而言，应为老年人创建老有所养、老有所医、老有所学、老有所为、老有所乐的社会环境。只有充分动员全社会的力量，才能将老年健康促进行动落到实处，才能真正实现健康老龄化的伟大战略目标。

北京老年医院是全国老年医院联盟的理事长单位，是老年友善医疗机构建设的发起者，是全国老年健康服务体系建设的龙头单位，也是北京市老年健康与医养结合服务指导中心和北京市中西医结合老年病学研究所的所在机构。北京老年医院人始终坚持促进老年健康、增进老年福祉的责任担当和使命，先后主持编写《健康大百科——老年篇》《健康大百科——老年常见健康问题篇》和《权威专家解读科学就医系列——老年人就医指导》等科普著作，深受读者的好评，愿本套《相约老年健康科普丛书》更能成为老年人的良师益友，引导老年人始终拥抱健康、享受健康。

本套丛书的编写，得到了北京市卫生健康委员会、北京市医院管理中心、北京市老龄工作委员会办公室的大力支持，得益于全市多家医疗机构科普专家的通力合作，在此一并致以最诚挚的谢意！

由于编写时间仓促和编写者水平有限，书中难免存在缺点和错误，愿老年读者朋友们不吝赐教。

禹 震
北京老年医院院长
2023 年 3 月

老年人

运动健康一本通

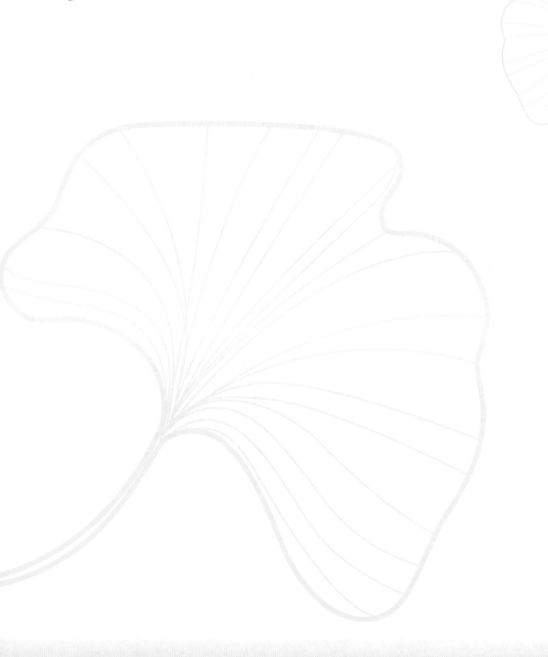

前言

生命在于运动，运动引领健康。2019 年调查结果显示，我国城乡居民经常参加体育运动的比例仅为 33.9%，缺乏身体活动成为慢性病发生的主要原因之一。随着工业化、城镇化、人口老龄化的发展及生态环境、生活行为方式的变化，慢性病已成为居民的主要疾病负担和死亡原因。心脑血管疾病、癌症、慢性呼吸系统疾病、糖尿病等慢性病导致的负担占总疾病负担的 70% 以上，成为制约健康预期寿命提高的重要因素。

大多数老年人处于亚健康或疾病状态，具有多病共存和存在多系统功能障碍的特点。《"健康中国 2030"规划纲要》中提出要"以人民健康为中心"。那么，老年人如何运动才能有利于健康呢？《老年人运动健康一本通》是《相约老年健康科普丛书》的一个分册，由首都医科大学附属北京世纪坛医院、首都医科大学附属北京同仁医院、中国中医科学院望京医院、北京老年医院、首都医科大学附属北京友谊医院、中国康复研究中心、中日友好医院、首都医科大学附属北京康复医院、首都体育学院、北京市第二康复医院、北京市大兴区中西医结合医院的专家共同编写，囊括康复医学、中医学的内容，从多角度阐述老年人运动的知识，图文并茂，语言通俗易懂，从运动训练的基础知识和理论，到各种疾病的康复训练指导，为老年人提供科学、实用的运动锻炼知识和技巧，旨在提高老年人的运动能力，改善老年人的生活质量，实现健康老龄化。

本书在撰写过程中得到了北京老年医院多名专家的悉心指导，本书的插图由北京老年医院宣传中心负责设计和绘制，在此深表谢意。由于编写水平有限，书中难免存在不足之处，真诚希望读者能够不吝赐教，提出宝贵的意见建议。

陈雪丽

2023 年 3 月

老年人

运动健康一本通

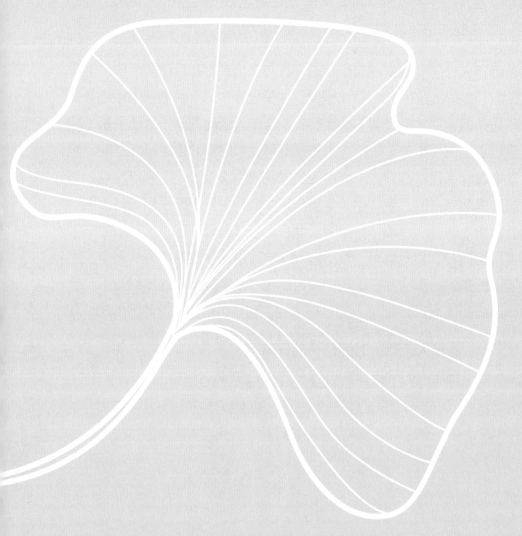

目　录

一、运动是良医

二、运动与损伤

三、运动误区

四、运动养生

五、运动知识拓展

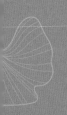

一、运动是良医

（一）生命在于运动

1. 运动的好处有哪些

运动对身体有诸多好处，主要包括增强体质、改善心肺功能、控制体重以及提升大脑功能。

（1）增强体质：经常运动可以促进身体的新陈代谢，提高机体的抵抗力和免疫力，降低感染性疾病和肿瘤等疾病发生的风险。

（2）改善心肺功能：运动时不仅心跳加速，呼吸频率也会加快，可以很好地提升肺功能。

（3）控制体重：运动既可运动肌肉，又有助于脂肪的消耗，使体重保持在合理的范围之内。

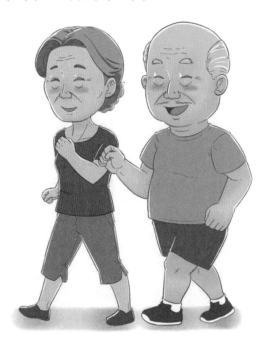

（4）提升大脑功能：运动能够促进大脑发育，提升大脑功能，有助于促进认知发展；除此以外，运动还能够增强人的记忆力，让头脑变清醒。有研究表明，逐渐增加身体活动可以防止或推迟冠心病或脑卒中的发生，延长人群健康期望寿命。

2. 老年人在制订运动计划前需要做哪些健康评估

老年人在制订运动计划前需要做以下健康评估：

（1）个体当前的体力活动水平。

（2）疾病史和心血管疾病危险因素评估：医学诊断和医疗程序，以前的体检结果、实验室检查结果，症状，近期患病史、住院史、医疗诊断或外科手术史，骨关节异常，用药史、过敏史，生活习惯，运动习惯，工作经历，家族史。

（3）体检和实验室检查：血压、血脂、血液成分分析、肺功能。

3. 什么是运动处方

医生和体育科学工作者根据从事运动者的年龄、性别、健康状况、体育运动经历、心肺和运动器官的功能水平等情况，用处方的形式，对运动者运动的方式、运动强度、持续时间、频率和注意事项五大要素进行规定，这就是运动处方。运动处方可以帮助运动者有目的、有计划、科学地进行运动。运动处方包括用于某些疾病和创伤治疗的治疗性运动处方，以及用于预防某些疾病发生、防止早衰的预防性运动处方。为了使运动治疗效果更好、更安全，患者应该在医生的运动处方指导下进行运动治疗，如果患者在运动过程中出现任何不适，应立即停止运动，必要时及时就医。

4. 运动处方的作用有哪些

（1）心血管系统方面：主要采用中等强度的有氧运动。

（2）呼吸系统方面：实施运动处方可增加呼吸系统的通气量，提高摄氧能力，改善呼吸系统的功能状态。

（3）运动系统方面：实施运动处方可增加肌肉力量、肌肉耐力和肌肉协调性，保持及恢复关节活动度，促进骨骼的生长，刺激本体感受器，保存运动条件反射，促进运动系统的血液和淋巴循环，消除肿胀和疼痛等。

（4）消化系统方面：实施运动处方能促进消化系统的功能，加强营养素的吸收和利用，增进食欲，促进胆汁合成和排出，减少胆石症的发生，促进胃肠蠕动，防治便秘等。

（5）神经系统方面：实施运动处方能提高中枢神经系统的兴奋或抑制能力，改善大脑皮层和神经-体液调节功能，提高神经系统对各器官、系统的功能调节。

（6）体脂方面：实施运动时间长、运动强度中等的运动处方能有效地减少脂肪组织，达到预防疾病和健美的目的。

（7）代偿能力方面：各种伤病导致组织器官功能不足或丧失时，健康的组织会产生各种代偿能力来弥补不足或丧失的功能。有的代偿能力可以自发形成，如一侧肾切除后，身体的排泄功能由对侧肾负担，而有的代偿能力则需要通过进行有指导的训练才能产生，如肢体残缺后，用健侧肢体代替患侧肢体的功能。实施运动处方对代偿能力的建立有重要的促进作用。

（8）心理方面：运动能有效地释放被压抑的情感，增强心理承受能力，使人保持心理的平衡。在疾病的治疗和康复过程中，实施运动处方能增强患者治疗和康复的信心，有助于疾病的恢复。按预防、健身、健美的运动处方运动，可保持良好的情绪，使工作、学习、生活更积极、更轻松。

5. 如何制订合适的运动处方

运动处方主要包括频率、强度、时间、方式等内容。

（1）频率：指每周运动的次数。每周安排运动 3~4 次，即隔日 1 次，运动负荷较大时，两次间隔时间可长一些。

（2）强度：一般常用运动中的心率来测定运动负荷。采用最大心率的 60%~90% 作为运动中适宜心率，相当于 57%~78% 最大耗氧量的心率值。健康人群在运动时的心率应达到最大心率的 60%~90%。

（3）时间：每次运动持续的时间，一般为 20~60 分钟。运动时间与运动负荷有关，运动负荷大则运动时间短，运动负荷小则运动的时间可相对长一些。

（4）方式：运动的方式根据运动者要达到的目的选择。

6. 运动如何促进老年人心理健康

运动可促进老年人的心理健康，主要表现在以下几个方面：

（1）缓解心理压力：科学研究发现，运动本身可以促使人体的内分泌功能发生变化。运动可以刺激内啡肽的分泌，当运动达到一定量时，内啡肽的分泌增多。在内啡肽的激发下，人的身心处于轻松愉悦的状态中。

（2）增强自信心：参加体育运动能帮助人们提高自我认识，进行准确的自我定位，合理地分析问题，不断完善自己，从而能增强自信心。

（3）培养积极心态：通过参加体育运动，老年人可以发现自己比较喜欢的运动项目，在参与该项运动的过程中会很积极地投入其中。

7. 运动为什么有助于长寿

运动有助于长寿的原因主要体现在以下几个方面：

（1）促进新陈代谢：有氧运动能增加身体的耗氧量，促进新陈代谢。

（2）改善呼吸功能：运动能够有效增加肺活量，增强肺功能，有利于人体维持旺盛的精力，延缓身体的老化过程。

（3）改善神经系统功能：坚持运动会使人机体灵活、耳聪目明、精力充沛。运动可促进脑的血液循环，改善大脑细胞的氧气和营养供应，延缓中枢神经系统的衰老。

（4）促进肌肉、骨质增强：科学的运动方式可以提高肌肉的收缩与舒张能力，使肌纤维变粗、肌力增强；还可以使骨骼的物质代谢增强、弹性及韧性增加，从而延缓了骨骼的老化，并可预防骨质疏松、骨关节退行性改变、关节酸痛等。

8. 为什么有的老年人跳广场舞后会出现小腿后侧疼痛

这种现象在经常运动的老年人中非常常见，大多与未进行充分热身相关。可能是因为在跳广场舞前没有进行充分的热身，之后又没有进行充分的拉伸，导致跳舞后肌肉酸痛。因此，老年人运动前应进行充分的热身运动，热身的好处有以下几个方面：

（1）降低受伤风险：一般状态下的肌肉会比较紧绷，肌肉血流量不够充足。热身运动后，肌肉血流量增加，可以减少血管壁阻力，降低肌肉黏滞性，加快肌肉收缩时的速度，增加肌肉收缩时的力量。热身运动也能提高关节的活动范围，使肌腱、韧带变得柔软，关节囊合理地松弛。另外，老年人要重点"激活"肌肉力量薄弱的部位，通过一些持续发力的动作，让准备收缩的肌肉参与到热身运动中来。这样能大大降低老年人运动中受伤的风险。

（2）提高运动表现：热身可以调动更多的肌肉，神经感受也会随着体温的升高而变得更加敏锐，让大脑更好地进行肢体控制，从而改善肌肉协调能力。科学合理的热身不仅可以提高肌肉力量、肌耐力、肌肉爆发力，也会增加关节活动范围，让运动时的动作更敏捷、速度更快，从而提高运动表现和效果。

（3）缓解运动疲劳：热身可以改善身体代谢过程，血液流速和流量会随体温的上升而增加，一方面可以激活能量供给器官——心脏、肺脏、血管，另一方面可以加速肌肉中代谢物的排出，延长机体有效运动时间，减轻运动后的疲劳。

9. 运动前如何进行热身运动

热身运动由 5~10 分钟低到中等强度的有氧运动和耐力运动组成。

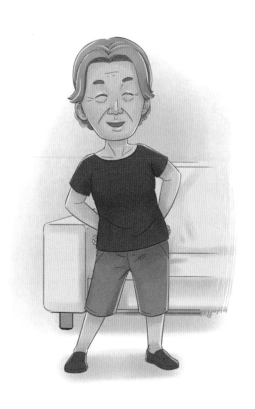

热身运动以拉伸为主：拉伸身体各部位的肌肉，提高肌肉弹性，使肌肉进入运动状态。

热身运动时间不宜太短：热身运动的时间一般为 5~10 分钟。不过，这个时间的长短需要根据实际情况，如个人的年龄、体质，以及天气情况等来决定。比如，经常运动的老年人可以适当减少热身时间，平时不运动的老年人或者受伤刚刚恢复的老年人都应该延长热身的时间。

内容要有针对性：在运动前，应该想好自己接下来的运动计划，知道自己接下来会重点训练到的部位。进行热身运动时，在做完针对全身的热身后，可以加强对接下来会训练到的部位的热身。

10. 老年人运动后肌肉酸痛的原因是什么

老年人运动后没有进行充分的拉伸，可能会出现肌肉酸痛。这是由于肌肉运动时氧气供应不足，肌糖原无氧分解释放能量，产生乳酸，在肌肉和血液中堆积起来。组织缺血、缺氧加上酸性物质的刺激，以及运动引起的肌肉本身的损伤或肌肉痉挛等因素，都会导致肌肉酸痛。运动后拉伸可避免或减轻肌肉酸痛，同时还具有以下作用：

（1）运动后拉伸可缓解肌肉紧张或酸痛：运动疲劳后做拉伸运动能保护韧带、降低肌肉紧张，使紧缩的肌肉松弛，并能减少肌肉的压迫，促进血液循环，加速运动后的恢复，让身体更加放松。因此，拉伸运动可减缓运动后的肌肉酸痛。

（2）运动后拉伸可提高身体的协调性：运动后的拉伸运动可以提高身体的协调性，让身体更加轻松自如。

（3）运动后拉伸能降低运动后肌肉受伤的风险：强健的、柔软的、拉伸过的肌肉比僵硬的、未经拉伸的肌肉更能承受压力。

（4）运动后拉伸可以保持身体柔韧性：经常做运动后的拉伸动作可以让身体保持比较好的柔韧性，从而使身体不会因年龄变大而越来越僵硬，这也有助于之后运动的开展，从侧面增强运动的效果。

（5）运动后拉伸可促进肌肉增长：当进行肌肉拉伸时，该肌群的整体协同性会提高，肌肉增长的能力就会增强。拉伸能促进对运动肌肉有益的激素分泌，从而更好促进肌肉增长。

11. 老年人如何避免运动后出现肌肉酸痛

（1）保持呼吸平稳：为了消除紧张感，拉伸时一定要注意边深呼吸，边仔细地拉伸肌肉。

（2）左右对称拉伸：在左右两侧做同样的拉伸动作时，要注意重点花时间对比较难拉伸的那一侧进行拉伸，从而减少左右两侧的差别。

（3）拉伸的先后顺序：进行特定拉伸动作时，除拉伸目标肌群外，其他起支持作用的协同肌群也应被拉伸。在拉伸时，应首先拉伸协同肌群，这样做的好处是不会因协同肌群紧张而限制目标肌群的拉伸程度。

（4）拉伸时间不宜久：建议每个部位 30~60 秒。

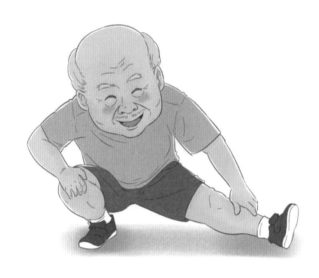

12. 如何确定运动的量和强度

（1）自我感觉是掌握运动量和运动强度的重要指标。

（2）观察运动后身体的反应。

（3）运动前要先明确自己的目标，根据目标选择合适的运动强度。

（4）了解自己的身体状况，根据自己的身体状况进行运动强度的选择。推荐大多数成年人（包括健康老年人）进行中等到较大强度的有氧运动，建议健康状况不好的老年人进行低到中等强度的有氧运动。

（5）关注运动后恢复的情况：适宜负荷的运动后，应该感觉神清气爽，晚间睡眠较好，第二天体力充沛、倍感舒服、渴望运动。如果第二天感觉疲劳、没有精神，则有可能是运动过量，需要降低运动强度，减少运动时间。

13. 老年人每周应运动多长时间

国外大多数学者主张老年人每周至少运动 3 次，每次运动时间为 50~60 分钟。国内有学者主张老年人每天早晚各运动 1 次，每次 15~30 分钟。如果条件受限，也可以每周运动 3 次，每次 30~40 分钟。

世界卫生组织对老年人的运动时间建议如下：①每周至少进行 150 分钟的中等强度运动，或每周至少进行 75 分钟的剧烈运动；②每周至少进行 3 次平衡运动；③每周至少进行 2 次力量训练/耐力运动。

14. 老年人运动的时间越长越好吗

因为存在个体差异，运动时间的设置一般考虑两个指标：一是心率，对于普通人来说，运动时最好不要超过最大心率，如果心率较平衡，运动时间可以延长；二是恢复情况，如果运动后（包括次日）常规活动不受影响，没有伤痛，那么这个运动强度和时间就是可以接受的。

显然，运动时间与运动的目标、运动强度是密切相关的，需要综合考虑，不能一概而论。对于老年人，推荐的运动时间是 30 分钟。对于日常"轻运动"（如慢走）来说，运动时间可以适当延长。必须注意的是，老年人每次总运动时间不宜超过 1 小时。

15. 老年人如何自我判断运动量是否适宜

老年人一般以小运动量到中运动量为宜，运动时间可以逐渐延长。运动负荷是否适当主要看运动后的反应，若运动后感觉有些发热、微量出汗、无疲劳感，心情舒畅，食欲和睡眠俱佳，说明运动量恰当。如果运动后感到头昏、胸闷、气促、过度疲劳，心率在运动后 20 分钟还未恢复，而且影响食欲和睡眠，说明运动量过大，应暂停运动，重新调整合适的运动量或运动方式。

16. 老年人应该在什么样的环境中运动

（1）户外运动：老年人可以选择在户外宽敞、平坦、空气清新的地方进行运动，请不要在马路旁边运动。首先，道路状况不好，容易发生危险；其次，机动车的尾气也对健康不好。早春公园风景优美，空气新鲜，老年人可以选择离家近的公园进行运动。在最自然、最简洁的环境中运动，运动效果最好，因为在这样的环境中，运动者的心理变动较小，生理节奏比较稳定。

（2）室内运动：虽然对于老年人来说户外散步更好，但如果天气不适宜，也可以在室内进行一些低强度的运动，如乒乓球、体操等。在室内运动一定要保证空气流通和温度适宜。

17. 不同季节、不同时间进行运动有哪些注意事项

（1）不同季节选择不同的运动方式：老年人在春夏季节适合有利于身体协调性和平衡性的有氧运动，如太极拳、健身舞

老年人运动健康一本通

等；秋冬季运动对于增强体质、预防疾病有很大作用，户外运动以慢跑、快走等最为适宜。

（2）注意晨练的时间：春季和夏季日出前地表近地面通常会出现逆温层，导致空气中的污染物无法散去，黎明之前通常是一天中空气污染最严重的时候。所以，老年人晨练宜在日出半小时后进行。

（3）做好保暖：春天天气不稳定，冬春季户外运动时要做好保暖，衣物不宜太臃肿，但要足够暖和。

（4）如果患有疾病，晨练应小心谨慎：高血压、糖尿病患者运动过程中应加倍小心。

18. 适合老年人的运动方式有哪些

适合老年人的运动方式有很多，无论选择哪一种都要从实际出发，不能用力过猛，使肌肉负担太重，也不要使劲憋气，不要急于求成或争强好胜。

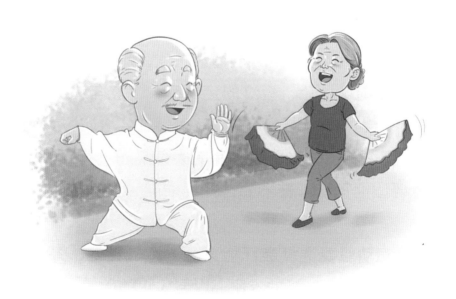

散步不受时间、场地、设备的限制，是最适合老年人的运动方式之一。若体力充沛、健康状况允许，可逐渐增加散步的距离，延长散步的时间，加快散步的速度。

太极拳是我国传统保健运动，动中取静、刚柔相济，对调节大脑皮层和自主神经系统功能有独特作用。

跳舞有益于身心健康，低强度的舞蹈如各种交谊舞，中等强度的舞蹈如健美舞等，都是适宜老年人的运动。

此外，老年人还可根据本人体质和兴趣爱好，选择骑自行车、钓鱼、打乒乓球、打台球、打羽毛球和对防治各种慢性病具有辅助作用的医疗体操等运动项目。

19. 老年人运动时如何选择合适的着装和装备

老年人关节功能已经出现了衰退，虽然可以进行适当的运动，但也应选择合适的着装和运动装备。

根据体型选择合适的运动服装：体型偏胖者，颜色上深下浅会增加身体的不稳定感，可以选择穿深色竖条纹运动套装。体型瘦高者，可以选择浅色、横纹的运动服，使老年人看上去健壮匀称。

运动服不需要追求时尚，简单大气就好：款式以舒适为主，注意要适度宽松。鞋子要选择运动鞋，不宜选择皮鞋、拖鞋等。

夏季，运动服要选择吸汗能力强、透气性好、开口部分宽松、穿着舒服、便于洗涤的衣服，以便体热的散发、传导。冬季要选择保暖性好的运动服，但不宜穿多，合适即可。

运动装备选择：根据自身情况选择合适的护具，提高运动效果，减少损伤发生。

20. 水中运动对身体有好处吗

水中运动可以增强生理功能，如肌肉的活动、收缩。而且，浮力和水压的作用可以增强人体循环系统的功能，提高代谢调节的能力。

水中运动可以提高肌肉力量。肌力不足会使人体基础代谢水平下降，糖尿病、骨质疏松等慢性病的发病风险增加。水中有氧运动等同于肌肉在做等速收缩，所以对肌肉的刺激会比其他形式的运动更强。水中力量训练可应用于骨折术后、脑卒中术后、韧带损伤术后等的训练。

水中运动可以增强人体抵抗力。人在水中散热较快，消耗的体能较大，为供应所需的能量，神经系统会做出反应，加快新陈代谢，提高内分泌水平，从而增强人体对疾病的抵抗力。

水中运动对身体的冲击力小，水的浮力会对关节起到保护作用。

对于认知障碍人群如阿尔茨海默病患者，水中康复可以使患者维持基本运动量和健康活跃度，改善患者的关节状态、协调平衡能力。

21. 和普通陆地慢跑相比，水中跑步训练有哪些优点

水中跑步训练不仅囊括陆地跑步训练的所有优点，还可以让运动者享受水中运动带来的安全保护。

水的浮力可以使负重减少至90%左右，帮助减轻身体负荷，减少受伤风险。

水的黏弹性可以提供阻力，从而加强肌肉力量，在陆地运动中难以调动的腹肌等可以在水中得到激活。

水中运动可降低肌肉、韧带、肌腱以及骨骼的压力，相比陆地慢跑，水下慢跑对身体产生的震动会大大减轻。

和陆地跑步相比，水下跑步的人不会产生明显的肌肉酸痛，因为静水压可以帮助调节心血管功能，改善循环，促进静脉回流。

水中运动效率更高，在水中跑步机上进行与陆地跑步相同强度的跑步训练会消耗更多的能量。

需要注意的是，水中运动并不能完全替代陆地训练，老年人可以将两者合理结合。

22. 水中运动需要注意什么

（1）水中运动宜在餐后1~2小时进行。

（2）肺活量在1 500ml以下的老年人不宜在深水中进行运动。

（3）池水要充分消毒，否则易导致眼部疾患，池水进入鼻腔，易引起黏膜发炎。

（4）水温合适，运动池温度以26~28℃为适宜。

（5）训练时间和次数要依据患者个体情况灵活掌握，一般每次10~15分钟，每周最少1~2次。

（6）运动后休息30~60分钟为宜。

（7）水中运动的禁忌证：①绝对禁忌：皮肤传染性疾病、严重癫痫频繁发作、心功能不全者；②相对禁忌：血压过高或过低者，大小便失禁者。

（8）下水后穿戴专业水中运动泳衣或背心。

（9）佩戴心率监测带或腕表，时刻监测心率变化，防止意外。

（10）遵循量力而行、循序渐进和持之以恒的原则。

23. 水中康复能否缓解颈肩不适

《颈椎病诊治与康复指南 2019》指出 60 岁以上人群颈椎病患病率可达 80%。长时间低头伏案工作、使用电脑、高枕睡眠、开车时间过长等会使颈椎发生退行性变，积累到一定程度就会造成颈椎骨质增生以及椎间盘突出，压迫颈部神经、肌肉、韧带后引起颈部疼痛。

水中康复可以缓解疼痛和肌肉痉挛、牵张挛缩的软组织、加强弱的肌群，从而达到缓解颈肩痛的目的。常用的治疗方案包括：①颈肩部肌肉放松：患者仰卧于治疗池，治疗师对紧张的肌肉进行手法放松；②体态矫正：在水中针对性训练，纠正圆肩驼背等体态；③水中按摩：利用水流使紧张的肌肉组织深度放松；④肌肉拉伸：针对斜方肌进行拉伸，20 秒/次，左右各 3 次。

24. 普通的温水浴对老年人有什么好处

（1）放松肌肉、肌腱和关节：温水可以促进血液循环，在帮助机体放松的同时也可以治疗由关节炎、肌肉疲劳等引起的肌肉疼痛，而且可以帮助减轻精神压力，有利于睡眠。

（2）提升思维能力：温水浴中加入精油，有助于放松身心和提升头脑思维。

（3）清洁皮肤：温水有助于打开毛孔，清除皮肤代谢物和毒素堆积物。

（4）晨练热身：早晨刚醒时肌肉处于僵硬的状态，温水浴可以帮助激活肌肉，避免运动损伤。

（5）降低血压：对于有高血压风险的人群，温水浴是很好的推荐。

（6）控制体重：研究表明，每天进行 20～30 分钟的温水浴治疗，每周 6 天，受试者每月减重 2kg。

25. 温水浴时需要注意什么

（1）水温不是越热越好：心血管疾病患者切忌水温太高，否则会对心脏产生过多负荷。不能在超过 40℃的水中进行运动项目。

（2）治疗时间不是越长越好：老年人在温水浴中进行 20 分钟治疗后可以获得最佳效果。老年人入水之前和出水之后须及时补水，以维持机体充足的水分。

（3）温水浴时不能泡在水中一动不动：温水是骨骼肌肉牵伸的理想场所，非常适合在水中进行简单运动。例如，可以在背部和治疗池壁之间放一个网球，将需要牵伸的肌肉靠在网球上，进行筋膜牵伸来缓解疼痛。

（刘建华）

（二）运动好比灵芝草，何必苦把仙方找

26. 得了慢性病是否应该减少运动

缺乏身体活动是造成全球疾病负担的主要因素之一。研究证据表明，运动能够改善身体功能，运动训练在糖尿病、心血管疾病和慢性阻塞性肺疾病等多种慢性病的预防和治疗中发挥着重要作用。规律的身体活动可以防止代谢综合征发生，预防心脑血管疾病，增强呼吸功能，促进骨骼健康，减轻精神压力，降低骨质疏松、骨折、痴呆、焦虑和抑郁的发生风险。

慢性病患者可以根据个人情况进行中低强度的运动，每周3~4次，每次20~60分钟，选取自己喜欢而且容易做到的运动方式，如步行、慢跑、骑自行车、有氧舞蹈、健美操等有氧耐力运动，利用哑铃、弹力带等进行抗阻训练，或瑜伽、医疗体操等伸展柔韧性运动等。目前，运动干预已在慢性病管理方案中成为不可或缺的一剂良药。慢性病患者在开始一些较剧烈的运动前应有医生指导，按照医生开具的运动处方制订适合自己的运动计划，并按计划循序渐进地进行。

27. 脑卒中后偏瘫了，通过运动能改善什么

脑卒中患者由于病变性质、部位、程度的不同，可单独或者同时存在几种功能障碍，其中最常见的偏身运动障碍，即偏瘫，指同侧上肢或下肢，或同侧上肢和下肢不能活动的状态。卒中后

及时正规的康复训练可以对患者的多项功能进行改善：

（1）运动能改善患者偏瘫一侧的运动功能和偏瘫一侧肢体的运动表现，如肢体灵活性、肢体活动幅度等。

（2）通过对关节周围肌肉的牵伸或关节松动，改善长期制动或活动不当导致的关节疼痛。

（3）通过一系列基本动作训练，如翻身、起坐、轮椅移乘等，有效改善患者日常生活中的基本动作能力，提高患者独立生活的能力。

（4）通过步态矫正训练，改善下肢在行走中的运动表现。早期开展训练，更可以有效预防膝反张、足内翻、"画圈"步态等症状的出现。

（5）进行标准化步态训练后继续进行运动训练还可有效提高患者在遇到障碍时或在不同路况下的步行能力，提高患者应对不同情况的能力，有效降低跌倒风险。

（6）运动过后人体内多巴胺分泌增加，可有效缓解焦虑、急躁等负面情绪，改善患者的心理状态，提高患者康复训练的积极性。

28. 脑出血后什么时候可以开始运动

脑出血后的康复治疗要根据病情尽早开展。有研究表明，尽早开始进行运动康复是安全、有效、可行的，并且可以促进患者移动能力的恢复。根据《中国脑卒中早期康复治疗指南推荐》，患者病情稳定，即生命体征稳定，症状体征不再进展后应尽早进行康复治疗。

脑卒中，也就是脑血管意外，指的是各种原因引起的脑血管狭窄，闭塞或者是破裂所导致的急性的脑血液循环障碍。脑卒中分为缺血性脑卒中和出血性脑卒中，脑出血就属于出血性脑卒中的一种。脑卒中轻到中度的患者，在发病 24 小时后可进行病床旁的康复训练。

康复训练应以循序渐进的方式进行，必要时在监护条件下进行。康复训练强度要考虑患者的体力、耐力和心肺功能，在条件许可的情况下，开始阶段每天进行 20~30 分钟的康复训练，能够改善患者的功能，适当增加训练强度是有益的。

脑出血患者发病后的半年，尤其是发病后的前 3 个月，是功能恢复的最佳时期，切不可忽视。此时期如果运用合理的方法尽早进行康复治疗，可以最大程度地减轻功能障碍对正常生活的影响。如不注重前 3 个月内的早期康复治疗，肢体的运动功能呈现异常模式，可出现误用综合征或废用综合征。这些综合征一旦出现再进行干预和修正，不但需要经历漫长的疗程，而且治疗的效果也不佳，将给患者及其家庭带来痛苦和负担。

29. 帕金森病患者如何运动

帕金森病患者的病情千差万别，因此运动训练需要进行个体化分析，根据患者的病情、年龄、健康情况、以往运动能力等多种因素来综合判断，决定如何进行合理的运动训练和康复。下面是几个简单的运动方法：

（1）放松和呼吸训练（腹式呼吸）：仰卧位，将手放于腹部，双腿蜷曲，这一姿势利于膈肌的运动。用鼻子吸气，用手感受腹部鼓起的程度，保持胸部基本不变，必要时可将一只手放于胸部感受起伏。放松腹部，缩唇呼气将气体缓慢吐出（图 1）。

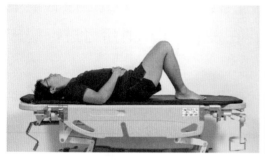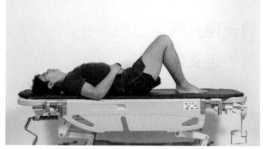

图1

（2）面部动作训练：帕金森病患者的特殊面容是"面具脸"，是由于面部肌肉僵硬，导致面部表情呆板，因此做一些面部动作的运动是必要的。对着镜子，让面部反复出现睁眼、闭眼、鼓腮、噘嘴、龇牙、抿嘴等动作（图2）。

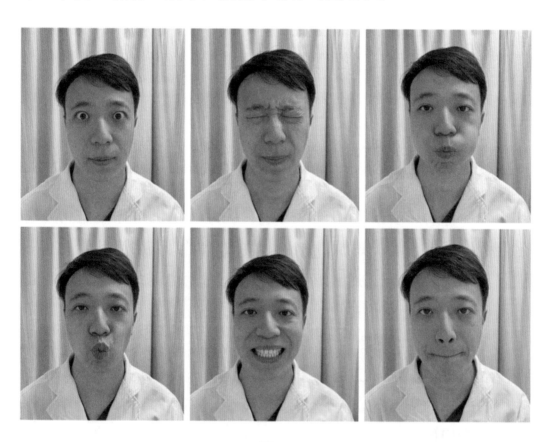

图2

（3）舌部动作训练：保持舌的灵活是讲话的重要条件，所以要坚持练习以下动作。

舌头重复地伸出和缩回（图3）。

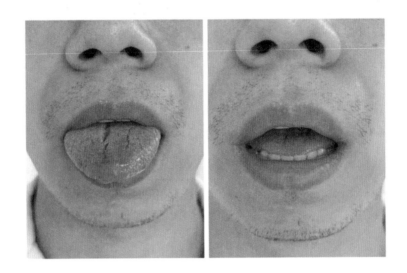

图3

舌头在嘴间尽快地左右移动（图4）。

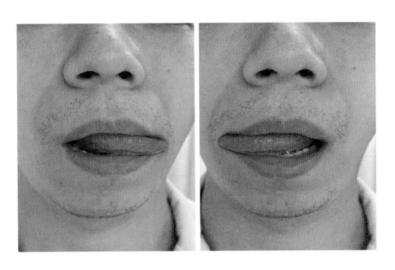

图4

围绕口唇环形尽快地运动舌尖（图5）。

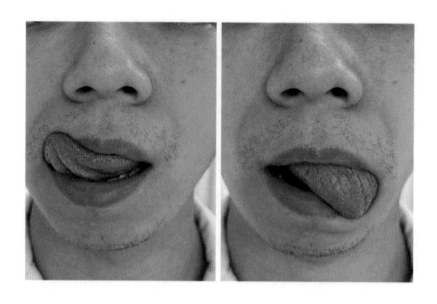

图5

（4）平衡运动功能训练

1）立位重心转换（图6）

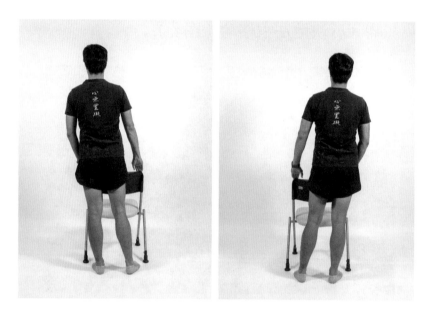

图6

动作要领：①站在椅子前面或者其他支撑表面前面，双脚分

老年人运动健康一本通

开，与两肩同宽；②将双手放在支撑表面上来保持平衡；③将身体重心从左脚移到右脚，直到最后将整个身体重量放在右脚上；④保持这个姿势3秒，再向反方向移动重心至左脚上；⑤轮换两条腿，每条腿进行8~10次。

注意事项：双眼直视前方，在移动过程中始终保持肩关节和髋关节在同一水平面上。进行练习时勿超越安全界限。

2）一字步走（图7）

动作要领：①自然站立，双手自然下垂，向前迈步；②前脚脚跟紧贴后脚脚尖，两脚依次交替迈步前进，也可沿一直线前进，两脚都要踩在直线上。

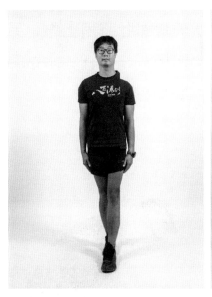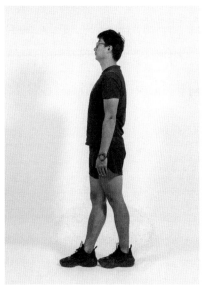

图7

注意事项：如不能保持平衡可将两手打开进行辅助，或者先将两脚稍错开，待平衡能力提高再增加难度。如果觉得有跌倒的风险，在尝试这项练习之前，确保有人在身边进行保护。

患者在运动过程中应避免负荷过大、时间过长，并注意控制心率，加强运动中的保护，避免跌倒等外伤风险。同时，患者运动前要充分热身，运动后进行适度按摩恢复。

30. 如何通过运动训练来改善吞咽困难

有的老年人有饮水呛咳、食物难以下咽、感觉嗓子有东西堵着等吞咽困难的表现。吞咽困难不但会影响老年人的营养状况，而且出现误吸还会引起肺炎、窒息等严重后果。因此，对于吞咽困难一定要给予足够的重视，出现这些症状需要及时就医，排除脑血管疾病、肿瘤等。除了基础疾病的治疗，老年人平时还能做些什么呢？

首先应学会腹部冲击法。如果发生气道阻塞时身边没有其他人，应立刻实施自救。一手握拳抵于腹部肚脐稍上方，另一手握在上方，将腹部抵在坚硬的物体（如椅背、栏杆、水槽等）上，快速而有力地反复推挤（图8），直到异物排出。

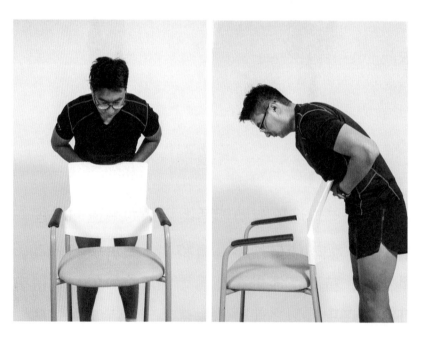

图8

老年人运动健康一本通

吞咽有 5 个分期，分别是口腔前期、口腔期、吞咽期、咽喉部位向肠管输送期、食管期，不同部位的吞咽障碍治疗方法不同。这里介绍几个简单的吞咽训练动作，可每个动作进行 10 次，每天 2 次。

（1）口颜面活动：简单来说就是"龇牙咧嘴"，即进行龇牙、噘嘴、鼓腮动作，进行面部肌肉的运动。

（2）舌头活动：将舌头尽量向外伸（如伸舌困难可用吸舌器或纱布包裹舌头被动牵拉），触碰自己的左右嘴角和上下嘴唇，然后把舌头当牙刷，沿着牙齿运动。

（3）提喉训练：进行空吞咽，即咽唾沫，感受喉部的运动。

（4）颈部肌肉力量练习：仰卧位，轻轻将肩抬离床面，低头看自己的脚，保持 10 秒。

除了以上这些训练，老年人吃东西的时候应尽量选择安静的环境，注意力集中，不要边说边吃。可以改变食物的性状，选择糊状或浓流质的食物，少吃容易掉渣的食物，减少呛咳，也可以改变吞咽的方式，如低头吞咽、转头吞咽等。

31. 开始记不住事儿了，运动可以缓解吗

可以肯定地说，运动有助于延缓记忆力减退的进程。随着年龄的增长，大脑皮层萎缩，记忆力逐渐减退是正常的生理变化。但是，如果记忆力在短时间内迅速下降，甚至影响日常生活，一定要及时就医。

下面介绍几种可以改善记忆力的方法：

（1）散步：每天散步 30 ~ 60 分钟。已经有大量的研究表明，有氧运动可以改善记忆力，散步是很适合老年人的运动方式。

（2）手指运动：手指可以进行很多精细活动，手在大脑皮层的投影面积非常大，因此手部的活动可以很好地激活大脑皮层，改善记忆力。可以用手指数数，做"一枪打四""一边倒"等动作（图9）。

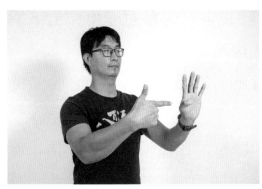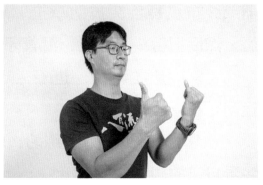

图9

（3）益智活动：如下棋、打牌、进行小游戏等。

此外，良好的睡眠、均衡的营养、愉快的心情、规律的生活习惯等也有利于提高记忆力。每个人的身体是一个整体，应该把所有的问题综合起来解决。

32.2 型糖尿病能通过运动改善吗

运动可以大大提高人体对胰岛素的敏感性，增强胰岛素和机体的亲和力，加强肌肉对葡萄糖的利用。因此，运动可以起到明显改善糖耐量、降低血糖的作用。

2022 年美国运动医学会（ACSM）发布的《2 型糖尿病患

者运动/体力活动共识声明》指出：定期进行有氧运动训练可改善成人 2 型糖尿病的血糖管理，减少每日高血糖时间，使总血糖降低 0.5%～0.7%（以糖化血红蛋白衡量）。就整体血糖管理和降低胰岛素水平而言，高强度抗阻训练比中低强度抗阻训练具有更大的有益效果。无论运动强度或类型如何，餐后更多的能量消耗都会降低血糖的水平。下面是几种简单的运动方法：

（1）慢跑：慢跑是很好的有氧运动，定期进行有氧运动可以提高机体对胰岛素的敏感性，调节血脂、血压及其他代谢参数，提高健康水平。

（2）太极拳：太极拳可以改善血糖管理、平衡能力、神经病症状和生活质量。

（3）弹力带抗阻运动：抗阻运动通常会使力量、骨矿物质密度、骨骼肌质量增加，胰岛素敏感性提高，改善血压、血脂。

实际上，在日常生活中我们经常会采用组合运动，即有氧运动和抗阻运动结合的方式。无论选择哪一种，只要规律科学地进行运动，都会提高胰岛素的敏感性，帮助更好地调节血糖水平，提高生活质量。

33. 得了冠心病进行运动会不会有危险

很多冠心病患者在运动的时候都会疑虑：到底会不会有危险？其实，在康复医生的指导下进行运动对于冠心病患者来说是非常安全且很有必要的。运动可以改善运动耐量，增加最大摄氧量，升高无氧阈；改善自觉症状，升高心肌缺血的阈值，减少心绞痛的发作，使同等体力活动程度下心力衰竭的症状减轻；改善脂代谢，增加高密度脂蛋白胆固醇，降低甘油三酯水平；降低全因死亡率和心源性死亡率。

冠心病患者在康复科医生的专业评估后是可以放心地按照制订的个性化运动处方进行运动的。康复医生会根据患者的具体情况给出相应的运动处方，包括运动频率、运动强度、运动种类及运动时间。运动种类包括有氧训练、肌肉力量训练、协调性与平衡能力训练及柔韧性训练等。一般建议选择低到中等强度的运动，以有氧运动为主，一周3~5次，每次30~60分钟。运动前后要进行充分的热身和放松活动，夏季运动注意及时补水，选择在早晚凉爽的时间段进行运动。

34. 高脂血症伴有高血压的患者还能运动吗

随着物质生活水平的提高、饮食结构的改变和生活压力的变化，高脂血症和高血压成了威胁人类健康的重要因素。那么，高脂血症伴有高血压的患者能不能进行运动呢？

运动前应首先到医院就诊，明确病情后再进行运动训练。高脂血症伴高血压的患者除进行药物治疗外，还应调整饮食结构，改变不良的生活方式，科学合理地进行运动。适度运动可有效地增加内源性致热原，增加身体热度，加速体内脂肪和糖的分解，有利于冲刷血管壁上的沉积物，又可使血脂分解加速，从而帮助降低血脂和血压。

建议选择以有氧运动为主的运动方式，如步行、慢跑、打太极拳、做医疗体操等，每次运动30~60分钟，每周运动3~5

次，循序渐进。老年人在运动过程中应注意预防跌倒，合并其他心脑血管疾病的老年患者建议运动时实时监测心率。

35. 老年人得了慢性支气管炎如何运动

慢性支气管炎是冬季老年人的常见病。老年人如果咳嗽、咳痰连续 2 年以上且每年持续 3 个月，早晨咳嗽较明显，痰呈白色泡沫样或黏液样，严重时夜间也会咳嗽，那么可能是患有慢性支气管炎。

生活中很多因素都会引发慢性支气管炎，如吸烟、气温降低、空气中的烟雾粉尘、大气污染以及过敏等因素。

很多患了呼吸道疾病的老年人都误以为应减少运动来降低呼吸系统的压力，而事实恰恰相反。对于呼吸系统的康复来说，运动可促进呼吸道分泌物引流，改善不良的呼吸模式，增加呼吸肌的肌力与耐力，更能减轻因患病而存在的紧张和焦虑等情绪，以此达到生理功能和心理状态不同程度的康复。

简单的呼吸训练包括：

（1）腹式呼吸训练：取平卧位或坐位，用鼻腔吸气同时腹部隆起，嘴缓缓吐气并降低腹腔收紧腹部肌肉。

（2）缩唇呼吸训练：取坐位，吸气时经鼻，缩唇为吹口哨状，再从嘴将气体呼出。也可以通过吹瓶口或者吹蜡烛来进行训练。缩唇呼吸可以扩张支气管，防止小气道过早闭合，达到改善通气换气，减少肺内残气量的目的。

每日可练习 2~3 次，每次 10~15 分钟，循序渐进。除此之外，日常还可进行一些强度稍低的有氧运动，帮助增强体质，改善呼吸功能，如户外步行、打太极拳、做八段锦、游泳等。

36. 如何通过运动训练来改善营养不良

营养不良多由不适当的饮食所造成，通常指的是摄入不足、吸收不良或过度损耗营养素所造成的营养不足，同时也包含暴饮暴食或过度摄入特定的营养素而造成的营养过剩。如果不能长期摄取由适当数量、种类和质量的营养素构成的健康饮食，将会发生营养不良。

老年人常见营养不良的症状有牙龈出血、头发干燥易断、舌炎、夜晚视力降低等。此外，老年人营养不良、活动缺乏还会导致肌肉含量下降，跌倒风险增高，影响生活质量。合理规划饮食、保持良好心态、积极参加运动等方法有助于身体恢复。

需要注意的是，老年人在运动训练前需要进行专业的运动能力测试，结合身体情况，安全有效地进行训练。建议每周进行 2 天以上中等强度的渐进式负重运动项目，如哑铃训练、弹力带训练、自重训练等。

37. 肌少无力怎么办

很多中老年人总感觉虚弱、浑身没劲儿，变得容易跌倒，走路好像也越来越慢。这也许是肌少症在作怪！

肌少症是一种以骨骼肌质量及肌肉力量下降为主要特征的退行性综合征。随着年龄的增长，活动量逐渐减少，人的肌肉含量会逐渐减少，强度也会有所下降。肌肉是我们活动的

"主力军"，给予了我们更好的平衡能力和协调能力。一旦肌肉能力下降，就会发生平衡协调水平变差、行动迟缓、易跌倒等。

老年人走路变慢、握力变差、骨骼肌质量下降、肌力下降是肌少症的主要临床表现。肌少症病因尚未完全阐明，与年龄、运动、饮食及其他疾病（肾脏疾病、肝脏疾病等）有关，严重威胁老年人的健康，已经成为发达国家老年医学的重点研究课题之一。

无论是何种原因引起的肌少症，预防和治疗都包括三方面：运动疗法、营养疗法、药物治疗。其中最简单易行的就是运动疗法了，运动是最直接的能够保持肌肉含量与强度的方式。所以，老年人千万不要认为老了就不需要运动了。越是缺乏运动，越容易出现肌肉量的减少与强度的降低，也就越容易导致在日常生活中发生跌倒与骨折。

38. 胳膊和腿越来越细、没劲儿，该怎么办

随着年龄的增长，肌肉含量逐渐减少，强度逐渐下降，很多老年人发现自己的胳膊和腿越来越细，还经常感到没劲儿，走路变慢，这些都是肌少症的主要临床表现。那么，如何改善肌少症的症状呢？

运动疗法是简单易行的办法之一。

老年人可以根据自己的身体状态制订适合自己的运动计划，可辅助使用一些小工具，如弹力带等，完成抗阻训练。

（1）核心肌群训练：改良卷腹、平板支撑、桥式运动（图10）。

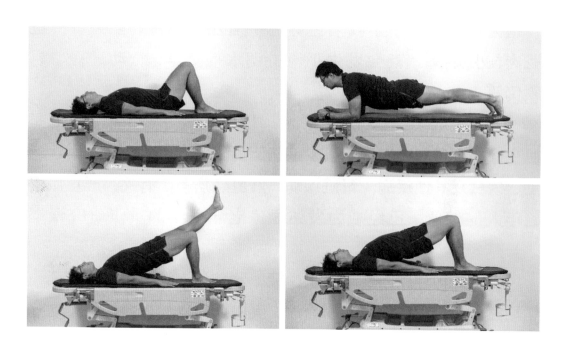

图 10

（2）上下肢大肌群训练：提踵训练、靠墙静蹲（图 11）。

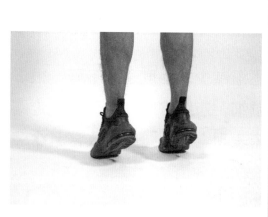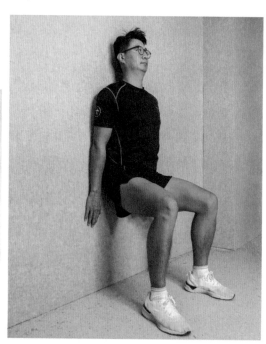

图 11

老年人运动健康一本通

（3）利用辅助器具进行训练：Flexi-bar 综合训练（图12）、小负荷哑铃训练（图13）。

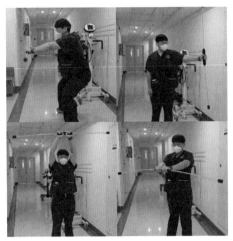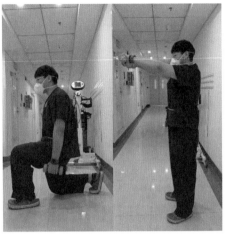

图12

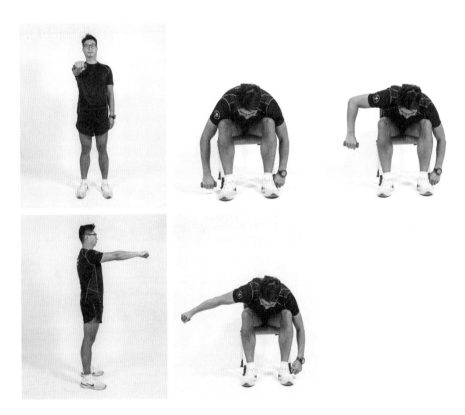

图13

肌肉是用进废退的，持之以恒的训练才是根本。建议老年人每周运动3~5次，在力所能及的范围内循序渐进地进行。运动开始前要有充分的热身，结束时要有充分的拉伸放松，以避免出现运动损伤及肌肉酸痛。

39. 走路不太稳，练练能好吗

很多原因都可导致走路不稳，脑血管疾病、神经系统疾病、肿瘤、肌肉骨骼系统疾病、呼吸系统疾病等，不同的疾病有不同的治疗方法，如果短时间内走路不稳加重，一定要及时就医。针对由机体老化引起的肌肉萎缩、肌力下降，推荐以下几个动作的练习：

（1）直腿抬高：仰卧位，抬起一侧下肢，保持5~10秒，然后放下，双腿交替进行（图14）。

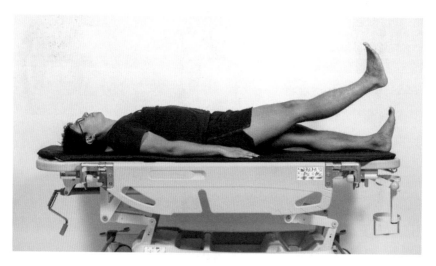

图14

（2）臀桥：仰卧位，臀部发力将自己抬离床面，保持5~10秒，然后放松（图15）。

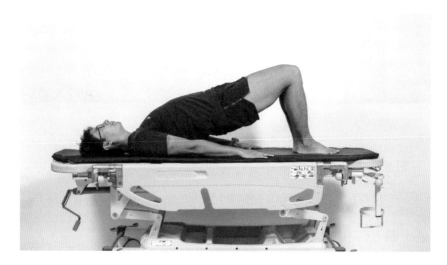

图 15

（3）蚌式运动：侧卧位，膝关节屈曲，双脚并拢，臀部发力轻轻抬起上方的膝盖，像贝壳一样开合，身体不要发生扭转（图 16）。

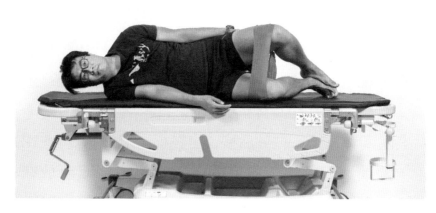

图 16

（4）踝背屈：仰卧位，背屈踝关节，保持 5~10 秒，然后放松，双足可一起运动，也可交替进行（图 17）。

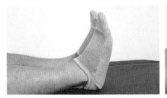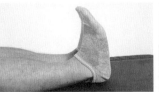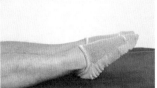

图 17

以上动作 10 个 1 组，每次 2 组，一天 2~3 次，坚持练习，可改善下肢力量，提高步行的稳定性。注意用力的时候不要憋气，量力而行，如有不适及时停止。

40. 如何通过运动训练来避免或减少跌倒的发生

衰老导致人体的肌肉力量下降、柔韧性下降、反应时间延长、平衡功能减退，这些都可能导致老年人跌倒事件发生率升高，导致骨折、失能、活动障碍等，进而增加老年人的致残率和致死率。科学合理的运动训练有助于预防跌倒。下面是几种简单的运动训练方法：

（1）坐站训练：坐在稳定的椅子上，脊柱中立位，双脚与肩同宽。站起时，躯干前倾，重心向前，腹部发力，臀部收紧，脚后跟使劲向下踩，伸膝伸髋，将身体向上拉起（图 18）。坐下时，慢慢屈髋屈膝，保持身体平衡，臀部后移，坐在椅子上。重复 8~12 次。

（2）提踵训练：站在稳定的平面上，可将双手放在椅子上或者扶墙，双脚与肩同宽，脚尖朝前。脚尖用力，脚后跟抬起（图 19），再慢慢落回开始位置。完成 8~12 次。

（3）单脚站立训练：站立位，抬起一只脚，保持平衡，保持 10 秒（图 20）。重复 8~12 次换腿。在家属的陪同下，可以增加保持时间或闭眼下进行单脚站立训练以增加训练难度。

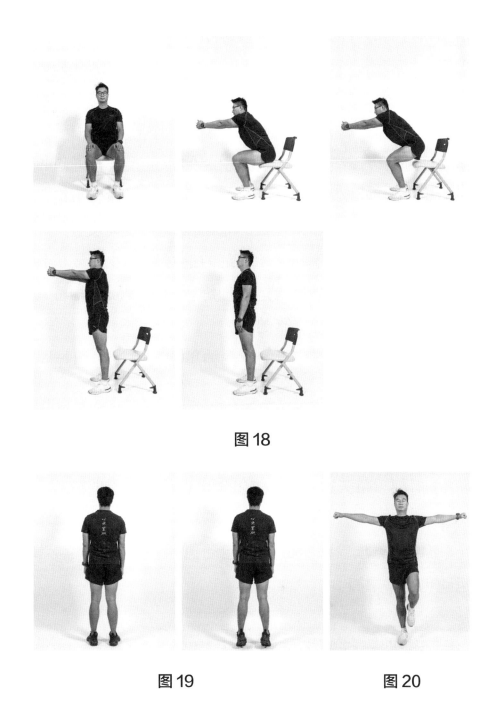

图 18

图 19   图 20

41. 运动训练能改善骨质疏松吗

骨质疏松症是以骨量减少、骨组织细微结构变化伴随骨折危险性增加为特征的骨骼疾病。骨质疏松症会给社会和患者造成明显的负担。据统计，我国 50 岁及以上的人群有 1 000 万人患有此症，另外有 3 400 万人有患病风险。特别是股骨骨折，会增加残疾和死亡风险。

运动训练可以减缓由年龄增大引起的骨量丢失，通过增强肌肉力量和平衡能力减少跌倒风险，减少骨质疏松性骨折的风险。运动训练还可以增加髋部和脊柱的骨密度或减缓骨质丢失，减少髋关节和椎骨骨折的风险。运动训练前最好到专业康复机构进行运动测试，根据测试结果进行运动训练。对于骨质疏松症患者，以下运动处方有助于保持骨骼健康：

（1）频率：每周 3~5 天的承受体重的有氧运动和每周 2~3 天的抗阻运动。

（2）强度：中等强度的承受体重的有氧运动和中等强度的抗阻运动。

（3）时间：每天进行 30~60 分钟的承受体重的有氧运动和抗阻运动。

（4）方式：承受体重的有氧运动包括步行、打太极拳等，抗阻运动包括举重等。

42. 得了慢性肾脏病还能运动吗

循证医学证据表明，运动疗法在慢性病患者的治疗中疗效显著且不良反应极少。科学的运动训练能够改善慢性肾脏病患者的心血管功能，增加患者的运动耐量、最大摄氧量和肌肉力量，减少肌肉萎缩，延缓慢性肾脏病的进展，缓解焦虑、抑郁，改善心理障碍，减少危险因素的发生。因此，适当的运动训练对慢性肾脏病患者是非常必要的。

然而，不科学、高强度的运动可能会造成肾损伤，所以，慢性肾脏病患者要注意选择适合的运动形式、运动强度，确保运动的安全性。慢性肾脏病患者的运动方案应该在专科医师指导下制订，针对患者的综合情况进行评估，如肾脏病病情评价、心肺功能评估、运动能力测试、生活质量评估和心理评估，从而制订个性化的运动处方。一般来讲，运动训练首先要坚持遵循安全、适度的原则，根据患者生理特点和健康状况选择适度的运动强度、运动时长、运动频率。例如快走、慢跑、游泳、骑自行车等有氧运动，使用弹力带、小哑铃等进行的轻抗阻训练等。运动强度以轻微出汗感到舒适为度，并且要循序渐进。

43. 大笑、咳嗽和打喷嚏时漏尿，怎么办

一些老年人常会面临一个尴尬的情景——大笑、咳嗽和打喷嚏时漏尿。由于激素的作用，或者随着年龄的增加，尿道和膀胱周围的支持韧带和肌肉松弛，尿道括约肌的功能退化，当腹部压力增加时，尿液不自主流出，这就是压力性尿失禁。很多人对此难以启齿，也不知如何解决。盆底肌训练可以很好地改善骨盆肌肉的状态和漏尿的症状。下面是几种简单的运动训练方法：

（1）自我感知训练：在安静舒适的环境中，集中意念，慢慢收紧肛门周围和会阴以及尿道口的肌肉，感受其上提和紧张的感觉，再慢慢放松。有节律地重复以上动作，可以在躺着、坐

着、侧卧等多种体位下练习。收紧的时间从2秒逐渐增加到10秒，10个为1组，1天3组。

（2）桥式运动：平躺，屈髋屈膝，首先夹紧臀部及会阴区，然后保持收紧状态向上抬起臀部（高度以自我舒适为宜），停留3~5秒后落回（图21）。8个为1组，1次2组，1天3次。

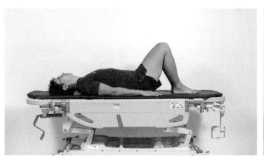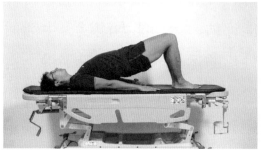

图21

（3）抬腿运动：端坐在椅子或床上，上半身挺直。收缩尿道口及会阴区的同时抬起一侧腿（想象中断尿流的感觉），放松的同时下落这条腿，再换另一条腿（图22）。双侧交替10个为1组，1天3组。

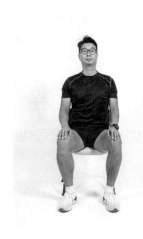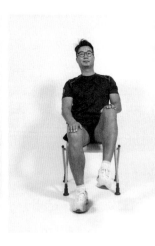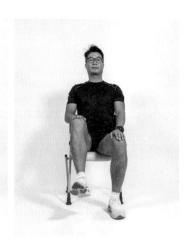

图22

事实上，压力性尿失禁很常见，运动训练是可以帮助改善症状的，但前提是要每天坚持、持之以恒。除此之外，保持积极乐观的心态，保持尿路卫生清洁，避免烟、酒以及咖啡因，避免增加腹压的因素等也对防治压力性尿失禁有很大的作用。

44. 年纪大了，还需要减肥吗

老年人肥胖主要表现为皮下脂肪的增多，大多数老年人为向心性肥胖。老年人发生肥胖和饮食密切相关。平时进食量过多，尤其是脂肪、糖等食物摄入过量，体内营养物质的消耗明显小于摄入的量，能量就会转化为脂肪储存起来。

超重和肥胖与很多慢性病有关，包括高血压、冠心病、糖尿病、各种恶性肿瘤和多种骨骼肌疾病。体重的管理依赖于能量平衡，受能量摄入和能量消耗的影响。超重或肥胖的老年人要减重，其能量消耗必须超过能量摄入。体重减少 5% ~ 10% 会提供明显的健康益处，通过维持体重下降和坚持规律的运动可获得这些益处。

维持体重下降是一种挑战，因为在停止干预 1 年内，体重会反弹增加最初减掉重量的 33% ~ 50%。目前推荐的减重目标是在 3 ~ 6 个月内减轻体重 5% ~ 10%。在减重最初阶段，与健康管理专业人士、营养师、运动专家、肥胖或超重的人群充分交流更有利于制订训练、饮食、生活规划。改变饮食目标和运动习惯并予以保持，就会获得显著的、长期的减重效果。

（高磊 谢瑛）

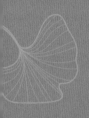

二、运动与损伤

（一）运动损伤是怎么回事

45. "五十肩"是怎么回事儿

"五十肩"是老百姓的一种口头叫法，一般是指中老年人（不一定都发生在 50 岁左右）不明原因出现肩周疼痛或者肩关节活动范围受限，也被称为"冻结肩"。事实上，肩关节作为人体最灵活的大关节之一，在我们的日常生活中发挥着非常重要的作用，包括上肢各个方向的活动，比如够取物品、抬举重物、穿衣梳洗等，甚至翻身、起床、走路等一些基本活动都受到肩关节的影响。所以，肩关节疾病和功能问题对个人的日常生活可产生重大的影响。

老年人常见的肩关节问题是某个方向或动作引起疼痛，或是活动不开，甚至是静止性疼痛、夜间痛等。出现肩关节问题应尽早到正规医院的康复医学科就诊，由医生经过检查，结合影像学检查，如磁共振成像（MRI），明确损伤部位（骨骼、关节、肌肉、肌腱等），做出确切诊断，通过正规诊疗流程，采取针对性的治疗和康复训练来彻底解决症状和功能问题。

46. 肩膀疼、胳膊抬不起来，在家自己趴趴墙或拉拉栏杆就可以了吗

"肩膀疼、胳膊抬不起来"是肩袖损伤或者肩周疾病的常见症状，但由于肩关节及周围肌肉、肌腱、软组织结构和运动规律

非常复杂，必须经过专业医生诊治才能明确具体的损伤范围和损伤引发的功能问题，必要时还要结合肩关节、颈椎的磁共振成像检查才能明确是骨骼、肌肉、肌腱还是关节囊的问题。

肩关节外展（一般老百姓认为的"上抬"或者"抬举"）只是肩关节的一项重要功能，主要由冈上肌和三角肌中束协作完成。除此之外，肩关节还具有前屈、后伸、内旋、外旋等很多基本功能，需要肩袖肌肉、肌腱全部正常才能够完成。因此，老年人如果出现肩痛、活动受限的症状，一定要及时前往康复医学科就医，由医生进行专门的评估、检查，制订针对性的康复训练计划，采取必要的物理治疗（干扰电疗法、高频电疗法、磁疗法等），尽快控制、减缓病情进展。如果盲目听凭"病友"介绍"经验"，可能因为训练方式不当而延误治疗，造成肩周软组织粘连，活动范围进一步缩小，甚至必须进行手术治疗。

47. 拧毛巾时胳膊肘外侧疼痛是怎么回事

其实不只是做拧毛巾的动作，可能在前臂旋转的时候，比如拿取有一定重量的物品（盛满水的水杯、暖壶等）时都会突然出现一阵疼痛，出现这种情况可能是得了"网球肘"。 1883 年，医生在观察温布尔登网球锦标赛的时候发现，很多网球运动员都出现了这类症状，因此将这类疾病命名为"网球肘"。实际上，"网球肘"在医学上的标准名称是"肱骨外上髁炎"。不只是网球运动员，很多职业人群都会出现类似"网球肘"的症状，比如乒乓球运动员、排球运动员、厨师、家庭主妇等，其实质原因在于负责前臂旋转的肌肉长期、反复过度用力，造成肌肉与肱骨外上髁连接的肌腱出现慢性劳损，形成肌腱组织变性、退化和炎症。如果出现"网球肘"的症状，需要及时前往医院就诊，进行局部理疗和训练。

48. 出现"网球肘"的症状应该怎么办

出现"网球肘"的症状需要及时前往医院就诊，康复医学科医生明确诊断之后，一般按照局部治疗的思路为患者进行高频电疗法、磁疗、超声波疗法等理疗，连续每天治疗才会逐渐显现效果。患者还可以选择一些外用的喷雾剂、软膏剂等在非治疗时间使用。另外，患者可以佩戴"护肘"等体育护具，减少不经意的前臂旋转动作引起的疼痛发作。总之，前臂长期、反复、过度使用引发的慢性、退行性肌腱损伤，治疗时间比较长，效果显现比较缓慢。本病很少能够在短期内自愈，局部封闭虽然可能"立竿见影"（需要比较准确的位点注射），但不宜反复进行。有条件的医院可以考虑进行冲击波治疗。

49. 老年人经常崴脚是小事吗

很多老年人都有过崴脚的经历，如果损伤程度不明显，大多数老年人都会不再理会。但是，如果频繁出现崴脚的情况，老年人就必须给予足够的重视了。频繁地崴脚往往说明足踝功能已经失常，可能存在本体感觉问题，平衡能力减退，乃至存在肌肉运动协调问题和肌腱、骨骼等结构问题。虽然暂时不会产生严重影响，但是在光线不好或者不平坦的路面行走时容易出现严重的损伤，如韧带撕裂，甚至足踝骨折等。

50. 老年人经常崴脚怎么办

老年人如果经常崴脚就需要寻找原因，起初可以进行简单的自我检查。围绕踝关节逐一按压寻找疼痛的位点，最大程度足背屈（脚尖上勾到最大程度）的时候，触摸足背侧隆起的肌腱，感觉是否有不平滑、黏滞的手感，并顺着肌腱走行逐步加压，寻找特殊疼痛的位置；观察踝关节环绕是否完全，有无卡顿或伴随疼痛，足踝骨内外侧下方（内外踝）有没有明显压痛的位置；还可以在负重体位下（单腿站立，有能力者可以单腿深蹲）按上述步骤逐一尝试。检查过程中如果出现上述任一问题应尽早就医，前往专科（足踝外科和康复医学科）就诊，明确损伤部位和损伤性质。

51. 上楼梯时膝盖"打软"，蹲下站起时膝盖有弹响，这是怎么回事

上下楼梯以及蹲起过程中，在膝关节承受体重的同时，髌骨也要发挥"杠杆作用"保证大腿前侧肌肉（股四头肌）的发力，才能完成膝关节大范围的屈伸动作，髌骨内侧（朝向膝关节一侧）软骨面在此过程中需要承受巨大的压力。年龄增长或者过度使用膝关节（典型见于大负重深蹲等健身活动）会导致髌骨软骨面劳损、损伤，软骨变得肿胀、粗糙、碎裂，乃至出现脱离等现象，即髌骨软化。所以，早期在屈伸膝关节的过程中（上下楼梯或者跨越过高的障碍物时）会出现膝盖"打软"的现象。同时，由于髌骨软骨面需要与股骨下端保持对位关系，关节面不平滑容

易引起卡顿、相互撞击，早期会出现弹响、卡顿等现象，中晚期会出现明显的疼痛，以致不能蹲起和上下楼梯。

52. 上楼梯时膝盖"打软"，蹲下站起时膝盖有弹响，该怎么办

到目前为止，髌骨软化的病因还不是很清楚，主要是解剖原因（先天以及后天过度使用造成的结构变化等）和疾病原因（骨营养不良性关节病、慢性炎症等），常见的诱发因素是短期内大量、过度地使用膝关节，如跑步和健身爱好者，以及普通人偶然的步行运动量明显增加，例如登山、频繁上下楼梯、长距离行走等。在急性期要避免膝关节过度使用，避免引发疼痛不适的活动。如果频繁出现膝盖"打软"和"弹响"，建议及时就医，进行相应的体格检查。康复医学科医生会提供一些康复训练的方案，建议进行一些逐步改善肌力，尤其是髌骨和膝关节相关的肌力协调性训练，逐渐改变膝关节屈伸动作时的髌骨运动，减少髌骨软骨面的负荷。

53. 经常落枕、手臂发麻，都是枕头的原因吗

有的老年人短期反复出现颈椎周围肌肉疼痛，尤其在早晨起床或者午休之后，颈椎后方疼痛活动受限，以至于出现强迫体位，颈部在某个方向完全不敢活动以免引发疼痛，严重者还可以出现整个胸背部强直，转身、转颈变得缓慢、小心翼翼，有的老年人还会出现上肢和手的某一区域，甚至整个胳膊的麻木和刺

痛。如果上述症状反复发作，不要简单归咎于枕头，要注意是不是得了颈椎病，建议咨询医生或前往正规医院就诊，明确诊断。颈椎病是发生于颈椎的退行性病变，一般见于 40 岁以上长期伏案工作的人群。

54. 手臂发麻、后枕部疼痛、转头时头晕，该怎么办

如果出现上述症状，建议尽早到医院就诊。除了接受必要的问诊、查体，还需要进行 X 线、磁共振成像、 B 超等检查，由医生明确诊断。诊断颈椎病时需要与其他疾病相鉴别，明确颈椎病的诊断后还应进行具体分型。颈椎病根据症状表现可分为颈型、神经根型、脊髓型等 6 型，其中最常见的是颈型（以肌肉酸痛、急性水肿、肌筋膜炎等为主）、神经根型（表现为颈部向上肢或手指的放电样疼痛或麻木）以及椎动脉型（颈椎局部骨质增生压迫或刺激椎动脉造成脑组织供血不良）。

不同分型的颈椎病要采取不同的治疗原则和方式。对于后果最为严重的脊髓型颈椎病，如果磁共振成像呈现高信号表现，结合症状、查体发现脊髓损伤的表现，应该及时手术治疗（减少或消除脊髓受压，防止水肿加重），防止出现肢体瘫痪等严重后果。而其他分型颈椎病（以颈型、神经根型、椎动脉型最为常见）患者经过物理治疗和康复训练，症状多会有明显改善，要想保持长期的治疗效果，也需要改变不良生活习惯，并进行身体姿势矫正。

55. 生活中会导致颈椎和腰椎问题的不良姿势有哪些

现代社会生活节奏快，长时间高度专注地工作与学习可引发

躯干，尤其是脊柱的生理弯曲发生改变，造成颈椎、腰椎排列序列发生强直甚至反张（建议用平片或磁共振成像显示）。一般认为，颈腰椎病属于退行性病变，往往发生在 40 岁以上人群，脊柱生理曲度减弱或消失，甚至伴随着椎间盘组织的改变（变性）。那么有哪些姿势容易引发脊柱的生理曲度改变呢？瘫卧在椅子、沙发上容易导致腰椎悬空，前屈角度减小；长时间低头看手机，是"手机党"们颈椎变形的主要原因；中午小憩枕在带扶手的沙发上，不仅会使腰椎出现侧弯，颈椎也会被扶手扭得变形；不适当的运动，比如长时间剧烈地打乒乓球、网球，动作过大和时间过长，可能导致腰椎间盘处于退行加速的状态。例子很多，因人而异，长时间、超负荷的异常姿势，都会不同程度地影响脊柱的正常序列。

56. 总是腰部酸痛该怎么办

如果长时间、超负荷的异常姿势得不到合理改善，那么在早期很可能经常出现腰部酸痛、弯腰困难、起身费力等情况。腰椎间盘在水平卧位时压力最低，所以为了保护腰椎间盘，腰部肌肉训练一般采用俯卧或者仰卧的姿势。正确的训练方法要求动作徐缓，节奏平稳，仰卧位下可以用"双桥"的方式，以双肩和双足为支撑，平缓地抬起躯干并在最大限度保持 1 分钟，均匀呼吸。随着腰椎肌力得到加强，可以改用"单桥"（以双肩和一侧足为支撑，另一侧下肢抬起，同时平缓地抬起躯干并在最大限度保持 1 分钟，均匀呼吸）来提高难度和运动耐力。有一定训练基础的人可以尝试平板支撑的方法，训练过程中要注意呼吸节奏的控制，高质量完成动作。

57. 走一段路就腿疼是怎么回事

有的人走一段路就会感觉一侧下肢乏力甚至疼痛，经过短暂的休息（数分钟到数十分钟）又可继续行走，可是到了一定时间和距离就又需要休息。这种情况多发生于老年人群、长期吸烟和高脂血症伴随大血管损害的人群，要高度警惕患下肢动脉闭塞。随着运动（步行）时间的增加，下肢肌肉所需血运增加，由于血管狭窄不能提供足够的动脉血，必须通过减少运动量缓解症状。还有一部分老年人由于腰椎退行性变，椎管狭窄，局部神经根压力增高，下肢运动增强时需要神经根兴奋性增强，可是局部的微循环难以胜任，导致下肢出现酸麻胀痛的感觉，必须休息才能缓解。

58. 新买的皮鞋为什么总是容易变形

有的人皮鞋买了不久就发现踇趾根部开始突出，如果皮鞋的材质过硬或局部过紧，还会引起踇趾根部内侧疼痛，皮肤发红，久而久之，不仅局部越来越突出，而且越来越容易出现疼痛，买到一双"好看"又合脚的鞋子越来越难。

这种现象医学上叫作踇外翻畸形。踇外翻畸形是指踇趾向外倾斜大于生理角度15°的一种畸形，主要病因是位于踇趾基底部的关节脱位，引起踇趾往外侧弯，造成踇趾骨头向外突出，严重者会挤压到其他脚趾，并且容易因穿鞋而产生摩擦，出现踇趾关节内侧或背侧肿胀发炎，反复出现压痛—肿胀—压痛加重，进而使突出骨的外侧形成胼胝（厚茧子），造成

老年人运动健康一本通

脚趾永久变形，疼痛越发加重。

59. 长时间走路后前脚掌疼痛是怎么回事

长时间走路后前脚掌疼痛可能是因为患"跖痛症"。跖痛症是一种常见的脚病，常见于扁平足，主要表现为长期的、慢性的、严重的疼痛，通常是由于足弓塌陷以后或者继发于蹞外翻，跖骨头负重增加而引起趾骨疼痛，可表现为跖骨头下的胼胝，严重者会出现疲劳性骨折或者跖骨头坏死。

60. 长时间走路后前脚掌疼痛，该怎么办

要避免过长时间行走，尤其在炎症发生期间，可以口服非甾体抗炎药进行对症治疗，局部可以外用双氯芬酸二乙胺乳胶剂，也可以进行局部的封闭治疗，物理治疗等方法也有一定疗效。此外，还应避免长时间站立或者长时间跑步，需要穿带有足弓鞋垫的鞋。如果病情长期不能得到缓解，甚至进展，就需要进一步寻找病因，进行对因治疗。

61. 晨起脚一沾地就钻心地疼，是怎么回事

有些老年人早晨下床的时候，脚一沾地就感觉到钻心的疼痛，好像有一根钉子扎到脚后跟，活动一段时间后疼痛减轻，可以逐渐行走一定距离，到了下午或是晚上，感觉基本正常，但是第二天一早又会重新感到疼痛，实在是苦不堪言。

跖筋膜炎是足跟痛最常见的原因之一，往往发生于长期站立

或行走的工作者，是长期、慢性、轻微外伤积累引起的病变，表现为筋膜纤维的断裂及修复过程。虽然可以自然治愈，但如果前述病因不能祛除，容易反复发作。垫高足跟，减轻跟腱对跟骨的拉力，前足跖屈，缓解跖筋膜的张力，都可使症状减轻。跟骨骨赘（俗称"骨刺"）是跟骨退行性改变导致的骨质增生，也是导致足跟痛的常见原因之一。当骨刺长期存在，且长骨刺的跟骨长期负重或负重过大，引起局部充血和发生无菌性炎症时，可刺激病变部神经。跟垫痛常常发生于老年人。跟垫是跟骨下方由纤维组织为间隔，由脂肪组织及弹力纤维形成的弹性衬垫。青年时期，跟垫弹力强，可以吸收震荡；老年时，跟垫弹力下降，跟骨在无衬垫的情况下承担体重，严重时可形成瘢痕及钙质沉积，引起足跟痛。其他引起足跟痛的疾病还有跟骨后滑囊炎、跟骨骨突炎、距骨下关节炎等。

62. 走路时脚底疼痛是怎么回事

走路时脚底疼痛可能是患慢性跖筋膜炎。慢性跖筋膜炎常见于40岁以上人群，表现为行走、站立时足底前内侧尖锐疼痛感觉（类似针扎、火烧的感觉），坐下按摩疼痛部位会好转。在特殊群体，如芭蕾舞演员、交通警察、教师、售货员等职业人群，以及长跑、登山爱好者中更常见。其他如扁平足或者高足弓者，长期穿高跟鞋站立者，以及体重过大的人群，也可由于足底筋膜整体压力异常造成局部异常紧张引发疾病；内分泌疾病等慢性病患者，如糖尿病患者，更容易罹患此病。

63. 患跖筋膜炎，该怎么办

如果诊断为跖筋膜炎，说明足底肌腱，尤其在足底筋膜与骨结节的结合处（常见部位为足底前面与足跟掌侧面），存在不同程度的炎症表现。

首先以保守治疗为主，减少足底筋膜的牵拉（避免过度跑步、爬山等强烈刺激），同时建议到医院康复医学科或者社区医院的理疗科接受冲击波治疗（局部痛点治疗）、高频电疗法、磁疗等，改善局部血运、减少炎症损伤。可在每晚睡前进行中药泡浴、足底按摩。由于长期慢性损伤及足底筋膜血液循环比较缺乏，所以保守治疗时间比较长（3个月左右），会限制患者每日正常生活，如不能行走，对患者的生活质量影响明显。必须长时间站立和行走的患者可以适配矫形鞋垫，减轻局部炎症组织的压力。严重疼痛影响正常休息的患者，可以在医生指导下口服非甾体抗炎药和进行局部痛点注射，但不建议反复注射，可能会增加筋膜断裂和组织退变等不可逆损伤。

一般只有1年以上反复保守治疗无效，严重影响生活质量的患者才需要到专科（足踝外科、运动医学科等）进行手术的评估。

症状缓解，治疗结束之后，患者还要自我运动保持足底筋膜的延展性，缓解筋膜紧张，防止复发。具体方法如下：坚持每日在坐位下练习足底模仿手掌抓握动作，用足趾抓取地面上的毛巾，每天坚持3次，每次练习5~10分钟。

64. 坚持长距离步行的人为什么会出现膝关节疼痛

人体在运动或者长距离走路时，膝关节需要长时间的活动，膝关节承受的压力是非常大的，久而久之会引起疼痛感，若是疼痛感一直没有得到缓解，需要警惕疾病发出的信号。坚持长距离走路的人出现膝关节疼痛有以下几个原因：

（1）膝关节半月板损伤：半月板能够保护膝关节，在外界给膝关节施加压力时能够给予一定的缓冲作用。半月板受到损伤时会引起膝关节疼痛感，尤其是走路时更为明显。另外，膝关节总是处于超负荷状态会让关节肿胀而引发明显的疼痛，走路时关节有摩擦音。

（2）脂肪垫劳损：脂肪垫能够让关节处于稳定状态，减少摩擦力。如果长时间受到摩擦或者外伤，脂肪垫就会处于肥厚和充血状态，从而引发炎症，让膝关节在活动时受到限制，导致走路疼痛。

（3）膝关节滑膜炎：滑膜是组成膝关节的主要结构之一。滑膜细胞分泌滑液，可以保持关节软骨面的滑润，扩大关节活动范围。长时间的走路容易引起膝关节一过性滑膜炎，产生大量积液，使关节内压力增高，如不能及时消除，则很容易引起关节粘连，影响正常活动。患者会感觉膝关节疼痛、肿胀、压痛，滑膜有摩擦发涩的声响。疼痛最显著的特点是当膝关节主动极度伸直时，特别是有一定阻力地做伸膝运动时，髌骨下部疼痛会加剧，被动极度屈曲时疼痛也明显加重。

（4）膝关节骨性关节炎：多见于中老年人，女性患者居多，或者见于大体重者。超重负荷是致病的主要原因。膝关节会肿胀而疼痛，有时活动关节时会有摩擦音，可能出现膝内翻畸形并伴有内侧疼痛。

（5）膝关节周围韧带、关节囊损伤：长时间走路可引起膝内部软骨反复挤压、摩擦，膝关节周围韧带、关节囊反复受到牵拉等导致疼痛，膝关节活动也会受到限制。

（6）膝关节周围肌肉损伤：长距离行走，肌肉长期收缩导致疲劳、缺血等，会引发膝关节疼痛。此时，应立即限制膝关节活动，同时进行物理治疗，放松肌肉，促进肌肉功能恢复。

（7）不良走路习惯：如经常穿不合脚的鞋或穿着拖鞋、高跟鞋长距离走路，会使膝关节长时间处于非正常的受力状态，引起膝关节退行性改变，时间久了会导致骨关节炎，诱发疼痛感。

65. 运动损伤常见的原因有哪些

运动损伤是指运动过程中发生的身体损伤，损伤部位大多与运动项目有关，或长期运动量过大导致运动系统劳损。在运动过程中，导致运动损伤的原因有很多，包括运动量过大、准备活动不充分或者自我保护能力弱等。老年人不要盲目地进行运动，以免出现运动损伤。最常见的运动损伤原因包括以下几方面：

（1）未充分热身：运动之前没有做好充分的热身，如对各关节肌肉进行拉伸。在身体处于比较僵硬的状态下，盲目进行剧烈运动，就容易导致运动损伤，如肌肉拉伤或骨关节损伤等。

（2）运动姿势及方式不佳：运动过程中姿势不正确或运动时没有选择合适的运动方式，可能会造成运动损伤，如肌肉、软组织损伤等，会引发疼痛、肿胀等症状，甚至造成运动功能障碍。

（3）运动强度过大：如果运动持续时间较长或动作过于剧烈，没有合理休息，容易造成运动损伤。因为长时间的剧烈运动，肌肉频繁收缩，体内的能量消耗过大，超过身体能够承受的限度时就会导致肌肉疲劳，从而诱发运动损伤。

（4）身体碰撞：运动时如果出现身体接触的情况，比如打篮球或踢足球的过程中，相互之间的身体碰撞就可引起运动损伤。

（5）运动后未拉伸：运动之后如果没有做好充分的放松，也容易引起运动损伤。因为运动过程中血液循环加快，肌肉中的乳酸产生过多，会引起肌肉酸胀的感觉。所以运动结束后需要适当进行拉伸放松，促进乳酸代谢。

（6）长期运动：肌腱长期收缩或在骨性管道部位摩擦出现水肿，即肌腱发生炎症，可导致慢性韧带撕裂或出现慢性无菌性炎症。长期或超负荷的运动还可能使关节由于过度磨损而出现变化，如发生骨性关节炎、退行性滑膜炎，从而引发运动相关疾病。

（7）运动装备及环境不佳：若运动装备不适合自身，如运动鞋不合脚、打滑等，容易在运动过程中出现损伤。如果场地本身比较滑，那么在运动时也容易出现跌倒等不良情况，引起运动损伤。

66. 经常崴脚是怎么回事

临床上将一个人同一只脚经常扭伤的情况称为习惯性崴脚（踝关节反复扭伤）。踝关节扭伤是最常见、高发的运动损伤，约占全部运动损伤的40%。正常情况下，人体踝关节在肌肉、韧带、关节囊以及完整皮肤包裹下可以完成行走、跑步。当运动路面不平整时，踝关节不慎脱离正常位置，可造成关节囊和韧带拉伤，甚至可能导致韧带断裂。在受伤后的恢复期间，踝关节韧带因损伤而变得松动，保护能力下降，极易出现二次扭伤。研究表明，扭伤过踝关节的人，再次扭伤的风险会增加两倍，也就是说，会形成习惯性崴脚。习惯性崴脚的主要原因是：

（1）韧带松动：韧带松动是导致频繁外伤的主要因素。为避免频繁出现外伤，建议踝关节扭伤的患者多休息，少做剧烈运动，避免韧带失去韧性。

（2）踝关节本体感觉下降：踝关节韧带中有感知活动速度、位置等的本体感受器，对运动的协调性有重要作用，踝关节扭伤会对其造成损伤，影响踝关节本体感觉，从而增加受伤概率。

（3）没有做好踝关节的保护：很多踝关节扭伤都是在剧烈运动过程中发生的。实际上，这种情况是可以预防和避免的。比如，在运动前可以先做一些热身运动，使身体放松，待身体适应运动环境后再进行剧烈运动，这样可以显著降低踝关节扭伤的概率。

（4）骨质退化：经常崴脚的另一个重要的因素就是骨质退化，这是由退行性改变导致骨质疏松、变脆引起的。这种情况常发生于年龄较大的人群。随着年龄的增长，老年人逐渐出现退行性改变。基于此，老年人可以补充一定的钙质，行走时尽量选择平坦的路面，尽量选择在天气好时外出，这样可以显著降低崴脚的发生风险。

（5）长期缺乏运动：经常出现崴脚，也可能是由长期缺乏运动导致的。长期缺乏运动可能显著降低身体素质，引发各种骨科疾病，还可能增加关节炎、风湿性疾病的发生风险。因此，平时要多进行一些有氧运动，全面改善身体素质。

67. 反复上下楼梯会损伤膝关节吗

反复上下楼梯会损伤膝关节。以一个体重 50kg 的人为例，当他上下楼梯时，膝盖会承受 150~200kg 重量。如果频繁地上下楼梯或者通过上下楼梯进行体育运动，膝关节长期处于负重高压状态，会加大软骨边缘的摩擦，加速软骨丢失，其缓冲、抗压、减震作用会大大降低，导致膝关节周围的滑膜反复受到挤压，局部充血水肿，形成膝关节滑膜炎，也有可能导致半月板以及交叉韧带、侧副韧带等损伤，从而引起膝关节疼痛、肿胀、僵硬、活动受限等症状。超重人群膝关节负荷会更大。老年人膝关节功能已逐渐退化，肌肉力量较弱，很容易受损。即便没有疼痛症状，也应该注意保养。所以老年人更要注意避免反复上下楼梯，更不要将上下楼梯作为一种运动方式，日常生活中尽量选择乘坐电梯。

68. 天天坚持游泳，最近肩关节疼痛以致夜不能寐，这是怎么回事

游泳是使用肩关节频率最高的一项运动。游泳对身体健康有益，但不科学地游泳会引起肩关节疾病。临床上常常会遇到游泳后肩关节疼痛的患者。有的患者在肩外展时疼痛，有的患者在肩外展 90°位外旋时出现疼痛，有的患者在前屈或肩内收时发生疼

痛，有的患者在肩上举或旋转时除疼痛外还伴有"嘎哒"声或僵硬感，甚至有的患者在特定位置会出现肩关节不稳或交锁感，导致肩关节功能受限。由游泳引起的肩峰下撞击综合征、肩关节盂唇损伤，以及与此相关的肩关节功能紊乱统称为"游泳肩"。"游泳肩"的发生主要因为：

（1）肩袖损伤：肩关节是人体最灵活、活动度最大的关节，其动态稳定依靠覆盖于肩前、上、外、后方的肩袖组织。肩关节外展，如游泳时，会使夹在喙肩弓与肱骨之间的肩袖组织反复摩擦和撞击，导致肩峰下撞击综合征。反复的肩关节上举动作可能会影响肩袖附着点，此附着点先天血供较少，因此很容易发生撕裂损伤。患者肩膀出现疼痛，当游泳或上举手臂时症状加剧。疼痛常放射到胳膊近端外侧和中段地方。若耽误治疗，患者可能会出现肌肉严重萎缩，且夜不能寐。

（2）与游泳动作有关：游泳是使用肩关节频率最高的运动，反复划水的动作是引起肩关节疼痛的重要因素。以最易导致"游泳肩"的自由泳项目为例，在每个划水周期中，手臂需要完成入水、伸臂、划水、出水和空中移臂的动作，这些动作都有可能产生肱二头肌长头和冈上肌与肩关节前方的撞击，越过身体长轴中线的划水动作也增加了撞击的可能性。同时，反复的动作导致了肩袖肌群和肩胛骨稳定肌群的疲劳，从而使肩关节失去稳定。技术动作不规范，错误的划水和移臂动作违反了机体形态结构特点和生物力学原理，也会导致损伤。

（3）准备活动不足：在游泳正式训练前，忽视肩关节的准备活动，因而在训练中动作僵硬、不协调，致使损伤概率增加。

（4）肩关节负荷过重：长时间单一的划水练习，肩关节局部负担过重，以及有时动作速度过快，用力过猛均能导致肩关节损伤。

（5）缺乏放松练习：训练时肩关节肌群负荷过重，训练后缺乏放松练习和牵引练习，往往造成肌肉疲劳积累，肌肉僵硬，在连续训练时受伤。因此，游泳后要充分放松，舒缓肌肉痉挛性疼痛，最大限度地减少乳酸堆积，减轻肌肉紧张。

游泳造成的"游泳肩"发现越早，治疗越早，疗效越好。指望忍住疼痛，坚持游泳的想法只能使疾病加重，并且可能引起肩袖撕裂或关节脱位等严重后果。

69. 运动时不慎摔倒，怎么判断是不是骨折了

运动时摔倒，局部出现疼痛，不敢活动，可结合以下内容判断是不是骨折：

（1）外伤史：是否有明确外伤史，如高处坠落伤、车祸伤、摔伤等。

（2）受伤部位症状：局部是否有肿胀、疼痛、淤血、瘀斑等，如果有上述情况，应高度怀疑有骨折。

（3）关节情况：如果伴有局部骨质或关节畸形，受伤部位出现异常活动，即骨质本来完整，但受伤后活动时感觉骨头有异常活动，不再连续，且伴有骨质摩擦的声音，基本可以初步判断为骨折。

（4）专科检查：上述情况只能做初步判断，具体还要到医院骨科门诊做全面系统的检查。通常专科医师会对患者进行查体，包括按压局部、使患者稍微活动，查看是否有异常情况。同

时还需要拍 X 线片，必要时甚至要做 CT 或磁共振检查明确诊断。部分骨折通过 X 线片可以直接看得较清晰，部分较微小的骨折需要做 CT 或磁共振检查才能明确诊断。

70. 剧烈运动后小腿肌肉疼痛是怎么回事

运动后小腿肌肉出现剧烈疼痛，可能是由于小腿肌肉或肌腱撕裂、拉伤。肌肉在运动中急剧收缩或过度牵拉引起的损伤，被称为肌肉拉伤。在快跑、跳跃等运动时小腿肌肉可出现拉伤。小腿肌肉拉伤后，拉伤部位剧痛，用手可摸到小腿肌肉紧张形成的索条状硬块，触痛明显，局部肿胀或皮下出血，腿部活动明显受到限制。造成小腿肌肉拉伤的主要原因有：

（1）准备活动不充分，肌肉的生理功能尚未达到剧烈活动所需要的状态就参加剧烈活动。

（2）体质较弱，训练的水平不高，肌肉的弹性、伸展性和力量较差，造成肌肉过度疲劳或过度负荷。

（3）运动技术低，姿势不正确，动作不协调，用力过猛，超过了肌肉活动的范围。

（4）气温过低，湿度太高，场地太硬等。

所以，在运动健身时，要充分做好热身准备活动和拉伸放松运动，避免进行超出自身能力范围的运动或剧烈运动，避免肌肉损伤的发生。

71. "妈妈手"是怎么造成的

"妈妈手"在医学上称为桡骨茎突狭窄性腱鞘炎，是腕关节桡侧疼痛和肿胀的常见原因之一。其发病原因主要是腕关节反复运动导致腕关节第一个伸肌间室的肌腱通过桡骨茎突水平的纤维骨隧道，肌腱反复滑动进而引起摩擦性损伤，导致腱鞘无菌性炎症、纤维变性以及纤维软骨增厚，从而导致腱鞘内产生一系列炎症反应。

之所以称其为"妈妈手"，是因为妈妈们经常煮饭、洗衣服、擦地板，还要抱孩子，给孩子洗澡、换尿布等，若是长时间姿势不正确，双手过度使用，最容易发生。其实，本病发病不分男性或女性，只要手部施力不当或无适当休息，都有可能造成"妈妈手"。手工操作者、托盘服务员、家庭主妇，以及频繁活动大拇指使用电脑、手机者都可能出现"妈妈手"。

中老年女性因为腕部特殊的解剖结构和年龄，更容易患上"妈妈手"。由于女性做家务、接触冷水、长时间抱小孩等外界因素刺激较多，所以发病率高于男性。还有部分学者认为，腱鞘支持韧带的血供和雌激素水平有相关性，所以中老年女性发病率高可能与绝经后激素水平显著下降有关。

（郄淑燕　刘建华）

（二）运动损伤自救

72. 运动损伤的紧急处理原则是什么

一旦发生或怀疑存在运动损伤，应立即停止运动，并按照以下原则进行处理。

（1）损伤初期（48小时内）

此期主要是保护受伤部位，使之不受二次损伤。条件允许时，可以使用夹板或临时固定物先让受伤部位得到更好保护，避免未撕裂的韧带或者未骨折的骨骼发生损伤。在确诊无骨折情况下，在疼痛能够忍受范围内，可以适当负重及活动（负重量以中等疼痛以内为准）。此期内的紧急处理应遵循RICE原则：

R——rest（休息）：制动，让受伤部位静止休息，防止二次损伤，减轻组织渗出、肿胀。

I——ice（冰敷）：让受伤部位温度降低，减轻炎症反应和肌肉挛缩，缓解疼痛，抑制肿胀。急性期24~48小时可冰敷（冰敷仅限伤后48小时内），每次10~20分钟，2小时1次，注意不要直接将冰块敷在患处，可用毛巾包裹冰块，以免冻伤。

C——compression（加压）：使用弹性绷带或弹性大的衣物（如丝袜）包裹受伤部位，适当加压包扎（松紧适度）减轻肿胀，注意不要过度加压，否则会加重包裹处以远肢体的肿胀、缺血。

E——elevation（抬高）：将患肢抬高，高于心脏位置，增加静脉和淋巴回流，减轻肿胀，促进恢复。

2012年《英国运动医学杂志》上发表了一篇评论，强烈建议将经典的 RICE 原则替换为 POLICE 原则（警察原则），即保护、适当负重、冰敷、加压、抬高，主要的变化就是将休息改为保护和适当负重。在这里提醒大家，早期的适当负重必须经过专业评估并且佩戴合适支具才能进行，否则会有加重损伤的风险。

另外，在运动损伤早期（48 小时以内），注意应禁止做以下处理（HARM）：

H——heat（热疗）：损伤局部不做任何热疗，包括使用发热、有刺激性的药膏。

A——alcohol（酒精）：不用酒精擦拭或湿敷，以免增加肿胀，影响供血。

R——run（跑动）：不做跑动等活动，以免加重组织受损。

M——massage（按摩）：不做按摩，以免诱发局部出血，加重肿胀疼痛。

（2）稳定期（48 小时后）

此期局部损伤已基本稳定，与初期处理原则不同，治疗重点是促进血肿及渗出液的吸收。

可采用物理治疗、按摩、中药外敷等方法改善局部血液循环，促进血肿吸收，加速创伤恢复。

局部存在韧带撕裂等损伤时，可以采用支具保护、局部制动至创伤愈合（选择性）。

（3）恢复期（局部肿痛消失后）

物理治疗：逐渐进行损伤肢体肌力、关节活动度、平衡及协调性、柔韧性训练，以及逐渐介入运动治疗，促进组织愈合的同时避免遗留损伤后遗症。

继续辅以物理治疗，促进局部瘢痕软化、粘连松解，防止肌肉萎缩、软组织粘连和挛缩等。

73. 崴脚后如何处理

崴脚（踝关节扭伤）后应及时处理，原则是制动和消肿散瘀，使损伤的组织得到良好的修复。及时有效的急救措施对于加快愈合十分重要。严重踝关节扭伤患者，须及时到医院就诊，判断是否存在骨折或韧带断裂，是否需要配置拐杖或者石膏/支具，是否需要药物治疗。踝关节扭伤后一般处理原则如下：

（1）制动：避免继续负重或行走，切忌在伤痛局部进行手法按揉，及时送医院处理。

（2）冷敷和抬高患肢：症状轻者可在伤后即用冷水或冷毛巾外敷并抬高患肢。此时冷敷能使血管收缩，减轻局部充血，降低组织温度，起到止血、消肿、镇痛的作用。因此，在急性扭伤后应施行局部冷敷，并且越早越好。冷敷方法为将冷水浸泡过的毛巾放于伤部，每3分钟左右更换一次，也可以将冰块装入塑料袋内进行外敷，每次10~20分钟。夏季则可用自来水冲洗，冲洗时间一般在4~5分钟，不宜太长。抬高患肢可加快血液、淋巴液回流，不至于使血液淤积于血管损伤处。

（3）热敷：如果踝部扭伤已超过48小时，则应改用热敷疗法。此时热敷能改善血液和淋巴液循环，有利于伤处淤血和渗出液的吸收。热敷方法为将用热水或热醋浸泡过的毛巾或热水袋放于伤处，待毛巾或热水袋无热感时进行更换。每天进行1~2次，每次热敷约30分钟。

（4）其他处理原则：受伤当天不要用红花油等中药类外敷药，可以用双氯芬酸二乙胺乳胶剂等西药局部涂抹缓解疼痛。红花油等中药类外敷药的主要作用是活血化瘀。在崴脚后48小时以内，皮下淤血正在渗出，炎症反应正在发生，这时如果用红花油就意味着加重出血和肿胀。而双氯芬酸二乙胺乳胶剂不是通过活血发挥作用的，而是抑制疼痛物质产生，从而起到消炎镇痛的作用，可以用于受伤当天以及后期。

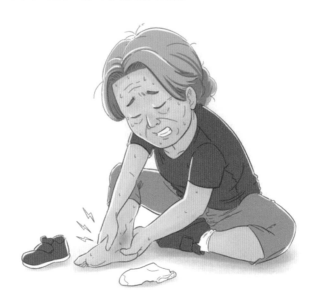

74. 老年人跌倒后该怎么办

老年人随着年龄增长，身体功能开始出现明显的退化趋势。伴随而来的是常常能听到有老年人跌倒的消息，而且老年人一旦跌倒很容易引发一系列的老年疾病，对身体的伤害是非常大的。据世界卫生组织统计，每年大约有30%的65岁以上老年人发生跌倒，15%的65岁以上老年人发生跌倒2次以上，每年30余万人因跌倒死亡。因此，老年人日常应注意预防跌倒发生，一旦跌倒应注意：

（1）不要急于站起来：老年人跌倒后不要急于尝试站起来，而应先检查一下身体各处关节，有没有剧烈疼痛、反常运动或局部畸形等情况。腕关节和踝关节骨折，虽然疼痛明显，但大多数情况下患者都能勉强活动，可使用书本、硬纸壳、木条等临时固定受伤部位，立即前往附近医院治疗。如果感觉腰部疼痛，尽量不要乱动。因为胸腰椎骨折后，如果随意活动，可能造成骨折块移位、压迫神经，严重时可能导致下肢瘫痪。

（2）尽可能与外界取得联系：老年人跌倒后应尽一切可能与外界取得联系。如独自在家，跌倒后可以通过拍地面或墙壁、高声呼叫引起外界注意；若在户外跌倒，建议立即主动求助路人。施救者不要马上盲目地拖、拉、背、抱伤者，正确的做法是在伤者周围设立标志，提醒、警示过往人员和车辆，保护伤者免受二次伤害，同时拨打120急救电话，由专业医护人员救助。在急救人员到达之前，如果不得已要移动伤者，要顺势慢慢整体平移，"一条线"移动，不要屈曲、扭转或大幅度移动。

75. 急性腰扭伤后如何处理

急性腰扭伤是腰部肌肉、筋膜、韧带等软组织因外力作用，突然受到过度牵拉而引起的急性撕裂伤，常发生于弯腰取物、弯腰做家务或搬抬重物时。一旦出现腰扭伤，不用惊慌，轻微腰扭伤一般休息1~2天可以自愈，但如果腰部疼痛持续或加重，要尽早就医。腰扭伤后应采取以下处理措施：

（1）卧床休息：对外伤引起的急性腰扭伤首先应真正做到卧床休息1~2天，尽量不下地活动，促进损伤恢复，避免腰部损伤进一步加重。疼痛严重者应该延长卧床时间。若休息后疼痛持续，无法有效缓解，需要排除椎间盘突出/脱出、腰椎不稳或滑脱等情况。

（2）理疗：在急性损伤的48小时内可以应用冷疗法，使毛细血管收缩，减少损伤部位的出血及创伤反应，并能起到镇痛作用。48小时后可以进行热疗等理疗，增加局部血液循环，促进渗出吸收及创伤愈合。

（3）手法治疗：腰扭伤急性期不可盲目按揉，恢复期以轻手法为宜。

（4）药物治疗：在医生的指导下接受药物治疗。

另外，急性腰扭伤患者卧床休息时应注意以下事项：

（1）对症状较重的患者，卧床休息要求完全、持续和充分。床铺最好是硬板床，褥子薄厚、软硬适度，床的高度要略高一点儿，最好能使患者刚坐起时，大腿平面与上身呈大于90°的钝角，利于患者下床。

（2）患者仰卧时，髋、膝关节应保持一定的屈曲位，利于长期保持。腰部可垫叠起的毛巾被4~8层，以保持或矫正腰椎的生理曲度。

（3）卧床休息期间应尽量下地大小便，在床上利用卧便器容易加重病情。去厕所时最好有他人搀扶，以减轻腰椎间盘负荷。大便可用坐式便盆或有支持物。

（4）卧床休息期间应注意进行适当的运动，如俯卧位挺胸、抬腿等，动作要求轻柔、小幅度、和缓而有节奏，运动量逐渐增加。

（5）卧床休息期间，应注意多食用水果、蔬菜，少食用高脂肪、高蛋白等能量高的食物，保持大便通畅。

（6）患者在卧床休息1~2天后可适当下床活动，在能耐受的情况下每日行走一段时间，以使肌肉韧带有一个收缩、舒张的过程，促进血液循环及组织损伤修复。

76. 运动时突发头晕怎么办

头晕是很多剧烈运动后的常见表现，有以下几种可能的原因：

（1）前期缺乏运动或者平时缺乏运动，突然运动量过大，会造成人体的不适应，不适应的表现之一就是头痛、头晕。

（2）运动时身体大量出汗，导致血容量减少，且没有及时补充水分。有效血容量减少会引起脑部供血不足，患者可以出现头晕的症状。

（3）运动引起头晕，可能是因为大量运动后没有及时地补充食物，出现了低血糖反应。患者可以出现头晕、心慌、乏力。

（4）患者本身患高血压，运动之后血压明显升高，引起明显的头晕。

（5）运动引起的头晕还可以见于心律失常患者。剧烈运动导致心律失常发作，影响脑部供血，引起头晕症状。

（6）剧烈运动时呼吸加速，呼出大量的二氧化碳，造成呼吸性碱中毒，也可引起头痛和头晕。

剧烈运动时一旦出现头晕、头痛，应采取以下措施：

（1）立即停止运动，原地适当休息。及时休息对于缓解运动后头晕是非常有帮助的。

（2）如为低血糖发作，应适当及时补充糖分，患者可以口服糖或喝糖水。

（3）如出汗过多，应及时补充水分，增加体内有效血容量，增加脑供血。

（4）及时补充电解质。因为大量运动后会出汗，造成电解质丢失，尤其是钠、氯、钾的丢失，大量电解质丢失也会造成头晕。

（5）监测是否有血压和心律的异常，如存在血压过高或心律失常，应给予相应处理。

同时，应注意运动要循序渐进，运动量要和自己的体力及生理状态相吻合。运动前要进行适当的准备活动，运动过程中要从慢到快，从小量运动逐渐增加到中等量运动。另外，要掌握好运动的尺度，不要运动时间过长，一旦发生不适要马上停止运动。糖尿病患者要注意随身携带糖块，避免运动时突发低血糖引起头晕。

77. 运动时胸闷和心前区不适怎么办

生命在于运动，运动可以给身体带来很多的好处，对于一些慢性病患者、亚健康的人群，运动都有很多益处。但是，如果在运动过程中出现胸闷、心前区不适等情况，应考虑哪些原因，又如何去应对呢？

（1）肋间肌或膈肌痉挛（俗称"岔气"）：相信很多人都遇到过这样的情况，在跑步的时候，突然胸部或者上腹部一阵疼痛感袭来，范围局限在某一点，可以用指尖清晰指出，有局部被揪起来的感觉，不得不停下来休息，甚至怀疑自己是不是病了。而且每呼吸一次，情况似乎变得更糟了。其实，这种疼痛特点，很有可能是"岔气"。据统计，70%的跑步者都曾有这样的经历。除了跑步，从事其他运动，比如游泳、骑自行车、滑雪等，也或多或少会出现这样的胸痛症状。那么"岔气"是如何引起的，我们应该如何应对呢？

饱餐后运动、突然的剧烈运动、运动中呼吸过快没协调好，都有可能诱发肋间肌或者膈肌痉挛。这时，建议停下来休息，调整呼吸，局部按摩，放松情绪，症状可以逐渐缓解。必要时可以在医生指导下局部涂抹止痛软膏或者服用镇痛药缓解症状。

建议老年人在运动前做好热身准备，避免突然的剧烈运动，运动训练过程中注意调整呼吸，避免出现急性胸肋痛的症状。

（2）心肌缺血：运动时突然出现胸部正中后方或靠左侧部位闷痛、压榨感、刀割样疼痛，范围如手掌大小，有时可横贯全胸，要高度怀疑心肌缺血。如果持续时间短暂，数分钟缓解，则考虑一过性心肌缺血，临床上称之为心绞痛。如果胸痛持续时间较长，20～30分钟不缓解，要高度怀疑急性心肌梗死。这时，要立即停止活动，坐下来或者躺下来休息，舌下含服硝酸甘油或者速效救心丸。但是注意，血压低的时候不能服用硝酸甘油，因为有可能导致血压进一步降低，带来休克、晕厥的危险。即使症状缓解了，也要尽早去医院进行检查，如果症状持续不缓解，要立即呼叫120紧急就诊。

（3）主动脉夹层：主动脉夹层是指血管内膜出现裂口，血液从主动脉内膜撕裂处进入主动脉中膜，使内膜、中膜分离，血液的冲击会持续地撕扯血管壁，若不及时处理，血管随时会破裂，引起大出血，危及生命。运动可能诱发主动脉夹层发作，表现为突发的、持续的、剧烈的胸背痛，这种疼痛呈撕裂样、刀割样，常伴大汗，硝酸甘油无法缓解。与心肌梗死发作引起的闷钝的疼痛不同，主动脉夹层引起的疼痛比较剧烈，有撕裂感，疼痛可随撕裂范围改变而进展，可以波及前胸、后背甚至腹部。发生这种性质的胸痛，需要立即呼叫120，尽快就诊。

（4）肥厚型心肌病：运动时出现胸痛，休息后症状逐渐缓解，还有可能是肥厚型心肌病引起的。心肌肥厚会引起相对性缺血，运动时需氧量增加，而且心肌收缩力量增强，可能造成流出道梗阻，心室不能泵出足够的血液供应身体需要，包括心脏供血也会受到影响，会引起缺血性疼痛，严重时会影响到大脑供血，引起晕厥。肥厚型心肌病引起的缺血性疼痛与冠心病、心肌缺血引起的缺血性疼痛症状可能类似，病因完全不同。心脏彩超和磁共振检查可以明确是否为肥厚型心肌病。

（5）肺部疾患：如患支气管炎、肺炎、胸膜炎、气胸等呼吸道疾病，在运动时可诱发胸痛不适，多与呼吸相关，深呼吸时症状诱发或加重。此外，肺栓塞也可引起胸痛不适，往往伴有呼吸困难、咯血等症状，活动时诱发或加重。

坚持运动益处多多，但如果老年人在运动过程中出现胸闷、胸痛，以及以上症状，应立即停止活动。如疼痛较剧烈或休息后不缓解，应尽早到医院检查，明确诊断。

78. 运动时突发肢体无力怎么办

运动一会儿就感觉浑身酸软无力，主要是由于长期不运动，突然开始剧烈运动，也可能与低血糖、低钾血症有关。老年人应根据自身情况调整运动强度和频率。

（1）长期不运动：对于长期不运动的人来说，突然开始运动会导致肌肉处于无氧状态，从而分泌过多乳酸，乳酸堆积过多会导致浑身酸软无力，进而导致运动一会儿就出现浑身或肢体酸软无力的情况。若运动比较剧烈，身体会出现超负荷状态，还会引起呼吸急促、心动过速等症状。此时，应适当减少运动量，循序渐进，运动之后要注意休息。在坚持一段时间的运动之后，肌肉就会适应这种状态，不适症状也能够得到缓解，一般无须治疗。

（2）低血糖发作：运动过程中糖原会被大量消耗，如果不及时补充，就会出现低血糖现象，从而导致身体酸软无力。如果出现这种情况，可以适当吃些食物补充糖分，缓解症状。

（3）电解质紊乱：运动会使人体排出大量汗液，从而导致体内钾、钠离子流失，如果未及时补充，可引起低钾血症、低钠血症，出现乏力症状。如果是电解质紊乱，要及时补充电解质，纠正钾、钠和钙含量，也可以喝一些可以补充电解质的功能性饮料，严重者建议及时就医。

（4）通气过度综合征：有一部分人因为精神、心理问题，出现通气过度综合征，表现为呼吸性碱中毒，因二氧化碳浓度低，引起血管收缩，造成缺血、缺氧、无力。除此之外还会引起钙向细胞内转移，出现低钙血症，表现为四肢无力，像瘫痪一样，同时也可伴有麻木等症状，严重者会出现抽搐。需要通过抑制呼吸、憋气，提高二氧化碳浓度来改善。

（5）脑缺血、脑缺氧发作：运动时突然四肢无力、腿发软也可能与脑缺血、脑缺氧有关。高血压、糖尿病、高脂血症等基础疾病患者，需要通过改善血压、血糖和血脂，同时服用活血药物，改善血液循环，稳定斑块，并去除狭窄病因等来改善症状。

总而言之，老年人要对自己的身体健康状况有一定的了解，在出现问题时，一定要及时就医。

79. 运动时突然心慌、出汗怎么办

如果运动时出现心慌、出汗，有可能为以下原因，可以对症处理：

（1）低血糖反应：应该明确原发病，如患者既往有糖尿病病史，平时口服降糖药或者使用胰岛素，在某些诱因作用下，如在饥饿、劳累的情况下，容易在运动时出现低血糖反应，这时候需要立刻去测血糖。血糖低于 3.9mmol/L 时可出现心悸、出汗、发慌等症状，此时需要平卧，并且快速补充葡萄糖水或含服糖块、进食高糖食物，纠正上述临床症状。

（2）甲状腺功能亢进（简称"甲亢"）：甲亢患者身体代谢处于增高状态，休息时相当于常人在跑步、运动。因此甲亢患者心率较快，容易出现多汗等症状，如果再运动，会更加明显，出现心慌、出汗等。需要尽快到医院检查甲状腺功能，如果明确是甲亢所致，在医生的指导下服用相关药物缓解症状。

（3）中暑：如果是中暑反应导致的出汗、心悸，应迅速进行治疗。首先，让患者摆脱高温的环境，在阴凉、干燥、通风的地方给予救治。其次，迅速补液是快速缓解中暑症状的有效方法。在患者口服补充葡萄糖水和生理盐水后，给患者进行周身擦洗和擦浴。

（4）嗜铬细胞瘤：是肾上腺髓质发生的一种瘤样病变，可以释放大量儿茶酚胺，导致患者机体交感神经兴奋性增强，运动时会出汗、心慌，较为严重的甚至血压升高。这时可检查血液中儿茶酚胺及肾上腺素等激素水平，或者进行肾上腺 CT 检查，以帮助诊断。

（5）心律失常：如患者既往有心律失常病史，如阵发性室上性心动过速突然发作，会持续几秒钟，甚至几分钟，还有几小时，甚至几天的情况。建议患者立刻做心电图，一旦确诊阵发性室上性心动过速等，应及时到专科就诊，纠正心律失常，缓解心肌缺血等症状。

（郄淑燕）

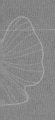

三、运动误区

（一）老年人对运动可能存在的误区

80."饭后百步走，活到九十九"的说法对吗

人们常说"饭后百步走，活到九十九"，饭后溜达真的能延年益寿吗？这个问题需要具体情况具体分析。

什么时候开始"饭后百步走"？

一般来说，很多老年人都有午休的习惯。放下筷子马上躺下的习惯并不可取，因为吃进去的食物需要在胃里停留一段时间，进食后马上躺下不利于胃肠蠕动，甚至容易引起反流，对胃和食管造成损害。但马上站起来走路也是不可取的，这时候胃肠道需要大量血液供应，马上活动会导致胃血液供应减少，影响消化。所以建议休息 15~30 分钟再开始散步。

什么人适合"饭后百步走"？

长时间伏案工作、较胖或胃肠动力不足、容易胃酸过多的人最适合"饭后百步走"。"饭后百步走"能促进胃肠蠕动和食物的消化吸收。身体健康无心肺基础疾病的老年人还可以适当快步走，有利于提升心肺功能和耐力。

饭后应该走多少？

根据每个人的身体情况，饭后走动的时间可以选择 15~30 分钟。体弱、年迈的人可以少走一些，平时缺乏运动、体重超标、消化不良的人可以多走一些。

什么人进行"饭后百步走"要小心？

患有胃下垂的人饭后最好少走动，也不要长时间站立，可

以静坐一会儿再适当活动。患有冠心病、心绞痛的人进食后不能立刻进行大运动量的活动，以免诱发心绞痛，甚至心肌梗死。患有高血压、低血压、贫血、糖尿病的人饭后最好静坐15~30分钟再散步，马上散步易出现血压、血糖不稳，甚至危及生命。

81. 倒走可以增强腿部力量，治疗颈椎病吗

倒走可以增加腿部的力量，但并不是一种好的运动形式，选择运动方式时一定要以安全为前提。"倒行健身"对于中老年人来说确实存在着风险，不乏造成摔伤、肌肉软组织损伤、骨折等情况的例子。

增加腿部力量可以采用靠墙静蹲、弓步蹲和深蹲等方式，根据自己的耐受程度选择适当的强度。例如，靠墙静蹲30秒为1组，做3组，组间休息1~2分钟；深蹲10个为1组，做3组，组间休息1~2分钟。

没有明确的证据证明倒走有治疗颈椎病的作用。如果患有颈椎病，应该及时到医院就诊，明确诊断，进行有针对性的治疗，如理疗、牵引、运动康复等。

颈椎病主要的诱因是长期伏案以及姿势不良，所以在日常生活中，老年人应该通过保持良好的姿势来预防颈椎病，如在坐位时让大腿与地面平行，挺胸收腹，下颌微收，目视前方，使腰椎始终保持中立位。除姿势以外，老年人还要注意伏案时长，每40~50分钟起身活动，避免长时间维持一个姿势对颈椎和腰椎造成伤害。

82. 撞墙、拍打身体是否有助于身体健康

随着人们健康意识的提高，有越来越多的人参与到健身运动中来，每个人应选择自己喜欢的运动形式。生活中经常能在公园中看到一些中老年人利用撞墙、拍打身体的方式进行着"运动"，这样的"运动"方式是否真的有利于身体健康呢？

首先来说说拍打身体。适度地拍打身体可以起到刺激穴位经络、促进血液循环、放松软组织、缓解疼痛的效果。但一定要注意力度以及拍打时间，力度过大或拍打时间过长都有可能对身体造成损伤，如皮下淤血、软组织损伤等。

撞墙这种方式，有时候表面上会缓解一些身体上的疼痛，实际上还是有一定风险的。随着年龄的增长，人体会发生一些不可逆的退化，出现诸如骨质疏松、肌肉萎缩、关节软骨退变等问题。中老年朋友身体的韧性和肌肉强度不如年轻人，抗冲击能力较低，盲目用身体撞墙，部位不当、力度过大或持续时间长，很容易造成软组织损伤、骨折等问题。所以还是要谨慎采用这种运动形式。

所以，撞墙、拍打身体要注意力度，在保证安全的前提下进行才会带来益处。

83. 行走时足跟痛得厉害，但仍旧坚持健步走的做法对吗

足跟痛最常见的原因是跖筋膜炎、跟下脂肪垫炎、足跟滑囊炎等软组织炎症。跖底筋膜是支撑足弓的重要的弹性结构，弹性纤维退化、鞋底太硬、长时间负重、扁平足、超重等常会

引起跖底筋膜过度负荷，从而引发炎症，导致疼痛，最常表现为晨起落地时足跟着地点的剧烈疼痛，以及行走过多时的"脚心疼"。跟下脂肪垫及跟骨周围的滑囊也是足部运动重要的缓冲结构及润滑结构，也有可能发生劳损，表现为足跟底部或周围的疼痛。

如果这些软组织出现疼痛"预警"，很可能其内部正发生微小结构的撕裂、损伤或炎症反应。此时如果置之不理，坚持健步走，坚信"越疼越要走""走走就好了"，那么损伤的部位得不到修复，在反复劳损、挤压、负荷、牵拉等作用下，损伤逐步加重，可能会产生病变区域的不可逆损伤。跖筋膜炎可导致筋膜弹性下降、筋膜附着点变脆，跟下脂肪垫炎可能会引起跟下脂肪垫变性、厚度变薄，减震能力下降，滑囊炎可能会转变为慢性，反复发作、迁延不愈，这些甚至可使人因疼痛而长期采取避痛姿势行走，造成下肢重力线的改变，导致足踝、膝关节、髋关节等关节的磨损。

足跟痛的预防包括减重，穿软底鞋，避免过长距离行走，运动前热身。那么，如果已经发生足跟痛，到底应该如何处理呢？疼痛急性发作时，可遵循软组织炎症处理的通用原则：休息、冰敷、抗炎镇痛。抗炎镇痛首选外用药，其次为口服药。镇痛药物可使用非甾体抗炎药（哮喘、过敏、胃黏膜损伤患者慎用）如布洛芬、塞来昔布等。还须更换舒适、减震的鞋子，或在足下垫硅胶鞋垫。如3~4周仍无明显缓解，则建议前往骨科、康复科就诊。西医可采用激光、短波、超声波、冲击波等理疗手段，配合牵伸及手法治疗，皆有较好效果。中医也可采用推拿、贴敷等传统医学手段。如疼痛剧烈，也可考虑对痛点进行封闭治疗，或采取自体富血小板血浆注射、肉毒毒素注射等有创手段。

有的老年人肩膀一疼，首先怀疑自己是不是得了肩周炎，听邻居说多活动肩膀就能好得快，摸高爬墙、甩肩操、吊单杠等动作就开始练起来了。然而，有时这些动作反而会让疼痛加重。临床上有不少这样的患者，他们大都有肩痛的病史，误以为自己得了肩周炎，想通过运动来缓解，但实际上他们肩痛的问题可能是肩袖损伤引起的。肩袖损伤是中老年人常见的运动损伤之一。

肩周炎与肩袖损伤是两种不同的疾病。肩周炎是肩关节周围软组织损伤、退变引起的，以肩部疼痛逐渐加重，肩关节活动受限日益加剧，达到某种程度后逐渐缓解为特点的自限性疾病，没有经过治疗的人一般 1 年，最多不超过 3 年会自行好转。而肩袖损伤是指覆盖于肩关节前、上、后方的肩胛下肌、冈上肌、冈下肌、小圆肌等肌腱组织的损伤，而且如果不治疗或以错误的方式运动，只会让情况越来越糟。

肩关节疾病有很多，如肩峰下撞击综合征、滑囊炎、肩袖损伤、盂唇损伤等，并非只有肩周炎，这些疾病绝对不是靠单一的肩关节拉伸活动就可以解决的。如果出现肩痛，应该先找骨科医生或康复科医生做检查，明确疾病的类型，再做相应的训练。所以，肩膀疼痛莫忽视，盲目运动不可行，早期就诊很重要，合理治疗效果好。

85. 和其他人比较运动强度和时长的做法对吗

很多老年人会选择结伴健身，或者在运动软件上"打卡"运动，并进行攀比。但是，以健康为目的的运动，不能用时间长短、活动多少来界定。因为老年人的个体化差异较大，基础疾病和身体功能状态不同，不宜互相攀比。

有些基础疾病不适宜长距离行走，如膝骨关节炎、膝关节滑膜炎、腰椎管狭窄症、腰椎间盘突出症、腰椎滑脱症等骨关节系统疾病。长距离行走容易加重骨关节系统劳损，诱发疼痛，加重身体结构的负荷，甚至使变形加重，诱发神经症状如坐骨神经痛等，严重者可造成骨骼系统及神经系统的不可逆损伤。

有些基础疾病不宜运动强度过大，如冠心病、心律失常、高血压。强度过大的运动使机体需氧量增加，心脏需要在单位时间内提供更多的血液，这会引起心率加快、心肌收缩加强、血压快速升高，如超过心脏本身能承受的负荷，会诱发心肌缺血、冠状动脉痉挛、心律失常，严重者会诱发心肌梗死及恶性心律失常、脑出血，引发严重心脑血管事件。

有些呼吸系统疾病，如慢性阻塞性肺疾病（简称"慢阻肺"）、支气管扩张、肺心病等，患者肺部的通气功能和换气功能异常，在日常活动中可能尚可耐受，却不能满足更高的需氧量，运动中血氧下降会使人感到憋气、胸闷，对此切不可置之不顾。

因此，老年人运动应正确评估自身的基础疾病及功能状态，选择适宜自己的运动项目、运动强度及运动终止指征，不要和其他人攀比，切勿"因小失大"。

86. 双腿直立弯腰用双手够脚面可以伸展筋骨，要尽力做吗

最近，不少老年人中流行"拉筋养生"，直言"筋长一寸，

寿延十年"。现代医学中的筋是指肌腱或者韧带，拉筋就是将肌腱或韧带进行拉伸。肌腱和韧带对于身体的柔韧性和稳定性有着重要意义，但即使重要，也远不到可以延年益寿的程度。

拉筋的好处是可以提高身体的柔韧性。"双腿直立弯腰用双手够脚面"这个动作主要是拉伸下背部和大腿后侧肌肉，但对老年人来说，做这个动作有一定的风险。因为脊柱过度屈曲，会对脊柱内的椎间盘造成过大的压力，容易加重腰椎间盘突出的症状。如果弯腰过快过猛，也会对血压造成影响，容易引起心脑血管的问题。因为弯腰后身体重心靠前，对平衡功能较差的老年人而言，增加了跌倒的风险。

推荐的动作是双腿并拢伸直坐在垫子上，用力绷直膝关节，脚尖勾向自己身体，双臂伸直用力前伸，始终保持背部挺直（图23）。在有拉伸感的位置保持20秒，休息20秒，重复做3组。

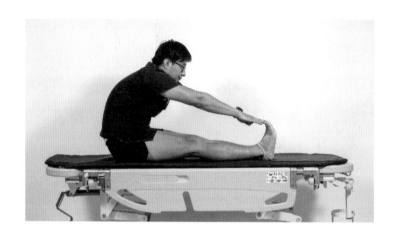

图23

87. 头颈部绕圈运动的做法对吗

生活中，很多患颈椎病的老年人都会经常做头部绕圈的动作，认为这样能运动颈部，缓解颈椎酸痛。真的是这样吗？

在某些情况下，头部绕圈动作确实可以缓解由姿势不良、筋膜紧张、肌肉痉挛引起的颈部疲劳和不适。但是，老年人多伴有骨质增生、动脉硬化、动脉狭窄等疾病，在颈部不适时做头部绕圈动作会直接压迫颈部的椎动脉，刺激颈部发生痉挛，产生脑供血问题，从而导致头晕、突然倒地等严重事件的发生，所以并不推荐老年人做这个动作。推荐老年人做如下几个动作：

（1）头后仰：坐在椅子上，肩部和颈部放松，头向后仰，使下颌向上，保持2秒，再回到原位，1组重复5次，做3组（图24）。在练习的过程中，可用一只手放在头后支撑头部，以感觉舒适为宜。

（2）头前屈：坐在椅子上，肩部和颈部放松，颈向前屈，收下颌，以感觉舒适为宜。保持2秒，再回到原位，1组重复5次，做3组（图25）。

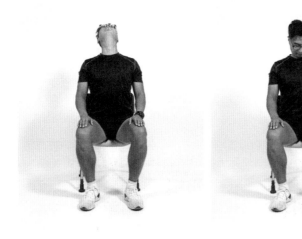

图24　　　　　　　　图25

（3）头侧屈：坐在椅子上，肩部和颈部放松。头向左侧倾斜，耳朵尽量靠向肩，保持2秒，再回到原位，1组重复5次，做 3 组；头向右侧倾斜，耳朵尽量靠向肩，保持 2 秒，再回到原位，1 组重复 5 次，做 3 组（图 26）。

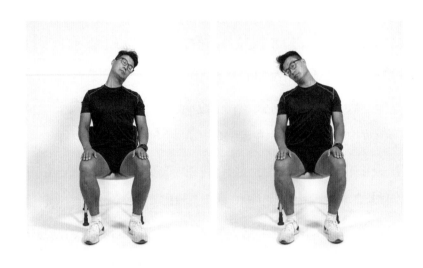

图 26

（4）头部转动：坐在椅子上，肩部和颈部放松，头转向左侧，尽量看向肩膀，保持 2 秒，再回到原位；头向右侧转动，看向肩膀，保持 2 秒，再回到原位。每侧重复 5 次为 1 组，做 3 组（图 27）。

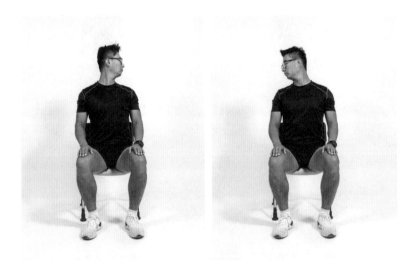

图 27

老年人运动健康一本通

88. "运动到出汗才有效"的说法对吗

出汗与否不是反映运动是否有效的指标。人体出汗与遗传、环境、情绪和内分泌、激素等多种因素有关。比如，有的人天生容易出汗，有的人不容易出汗；夏天天气热容易使人出汗，冬天不容易出汗；情绪激动易出汗，心平气和不容易出汗；处于围绝经期或患有某些基础疾病，如甲亢的人更容易出汗等。所以，出汗与否不是衡量运动是否有效的指标。那么，该如何判断运动是不是有效呢？

运动处方包括运动强度、运动时间、运动频率、运动类型和注意事项。不同的人可能想要达到的目的是多样的，比如有的人要达到减脂增肌的目的，有的人要达到增强心肺功能和体力耐力的目的，还有的人想达到塑形的目的，等等。要达到不同的目的，需要制订个性化的运动处方。通常，中老年人更多是想达到增强心肺功能、强身健体的目的，这需要更多地做一些有氧运动。在排除急性心力衰竭、慢阻肺急性发作等情况的前提下，一般有氧运动达到中等强度是比较合适的。可以用一个简易的办法衡量——监测心率。以下 2 个公式都可以计算心率：①心率 = 170-年龄；②心率 = （220-年龄）×70% 。比如一个人 60 岁，按①计算心率是 110 次/分，按②计算心率是 112 次/分，这个人运动过程中的心率在 110 次/分左右是合适的。同时，在运动过程中要能进行较自如的交谈，不至于上气不接下气，否则就表示训练强度偏大。

89. "运动会加速膝关节退化"的说法对吗

生活中很多人都有膝关节的问题，而"膝盖疼"也早就不是老年人的"专利"了。一旦膝关节出现问题，很多人不知道该怎么办，有的人认为要多运动，有的人认为要静养，大家各执一词。那么，究竟应该怎么做呢？

膝关节疼痛，既要养也要练！很多膝关节疼痛的老年人，去医院后被诊断为膝关节退行性病变，就错误地认为只要活动就会加重关节退变，索性每天少动，甚至躺着不动。其实，虽然早期需要休养，但"养"并不是一动不动。"养"是指限制膝关节活动而不是不动，比如减少上下楼和做蹲起等活动，运动时佩戴护膝等。长期一动不动只会造成下肢肌肉萎缩，腿部肌肉力量的降低反而会加重行走时膝关节的磨损。而且，关节软骨没有血管和神经，营养物质来自滑膜分泌的滑液。软骨有很多细小的微孔，它们像海绵一样可以把滑液吸进去，这是软骨获得营养的唯一方法。如果想让软骨把营养吸进去，就需要借助外力，也就是需要运动来给关节压力，就像是把海绵挤一下，让海绵能够吸收养分。所以，保护膝关节光靠"养"还不够，还要进行适当的运动。

老年人应避免剧烈运动和不必要的负重活动，比如登山、深蹲、拎重物爬楼梯等，而应选择对膝关节压力较小的运动，比如游泳、骑车、健步走等。

90. "运动后喝点酒可以缓解疲劳"的说法对吗

运动后喝酒，既不能解渴，也不能缓解疲劳，还更容易出现"醉酒"现象。

运动后心率上升、代谢加快，人体对酒精的吸收能力也明显增强。酒精以更快的速度被吸收入血，进入肝脏代谢，人也更容易"醉酒"。同时，在肝脏分解酒精的过程中产生大量乙醛等有害物质，会引起更明显的肝肾损害，或者诱发过敏反应。

反过来，酒精也能加快代谢，刺激肾脏产生尿液，加速体内水分的丢失，而加重脱水。喝啤酒后的 4 小时内，机体因水分丢失可减轻 3% 的体重。因此，运动后饮酒会延缓机体水合，加重运动后的脱水现象。对老年人来说，脱水意味着血容量的减少，血管的充盈度下降，多器官的供血会受到影响，严重者会导致心肌缺血、脑血管缺血等事件发生。

肝脏代谢酒精的过程会消耗大量肝糖原，也会导致肌肉细胞中糖原的合成减少，影响肌肉的能量储备。同时，饮酒会引起人体的氧化应激反应和炎症反应，导致内质网的动态平衡受到破坏，影响蛋白质合成和肌肉的修复。因此，运动后饮酒影响了肌肉的生长和恢复，会降低肌肉的运动表现。

运动后会产生大量乳酸，而酒精会阻碍乳酸的代谢，导致四肢酸痛和肌肉酸痛，头痛症状也会加重。

91. 上年纪了，动作变慢了是正常的吗

很多人认为动作变慢是人体衰老的正常表现。然而，有一些隐匿的疾病就是以动作缓慢为首发症状，早期对日常生活影响不大，而后不知不觉加重，待症状明显时已错过了最佳的治疗时机。

（1）帕金森病：常以动作缓慢为首发表现，从一侧上肢或下肢开始，后发展至同侧上下肢，老年人会出现一侧肢体僵硬、

动作笨拙，有时安静时手抖，最后累及双侧肢体及躯干，出现起立困难，转身费力，行走时出现"小碎步""向前冲"，难以转弯或停下。

（2）阿尔茨海默病（又称"老年性痴呆"）：患者的早期主要表现为记忆力下降，常常容易被误以为是正常衰老的表现而被家人忽略。随后进入中后期，除了记忆力的严重下降外，还会出现行动迟疑、动作缓慢，这主要与整体认知功能的下降有关。

（3）多发腔隙性脑梗死：随着年龄增长，老年人的脑血管逐渐硬化或脑血管病危险因素持续存在，导致有些微小的脑动脉闭塞，形成小的腔隙性脑梗死，可无明显神经系统症状，甚至可多次发生，表现隐匿。而在这一过程中脑组织多处受损，神经系统的功能在不知不觉中慢慢退化，可表现为运动功能的缓慢下降，动作渐迟缓，平衡能力渐差，也可伴有吞咽功能、语言功能、认知功能的全面退化。控制脑血管病危险因素、定期体检是预防此情况的有效手段。

（4）肌少症：有些老年人因为活动减少、进食量下降，或者由其他疾病引起吞咽障碍导致进食量不足，使肌肉合成的原料不足、肌肉蛋白大量消耗，而导致肌肉量减少，或是由其他疾病引起活动障碍而导致肌肉失用性萎缩，均可以导致肌少症，造成骨骼肌量流失、强度和功能下降。患肌少症的老年人会表现为站立困难、步履缓慢、易跌倒。这类问题易被忽视，一定要警惕。

92. 运动后马上洗热水澡的做法对吗

运动之后一身汗，是不是想马上洗个澡祛除身上的污垢？但是，运动后由于身体状况尚未恢复至平稳状态，不宜立即洗澡。冷水澡、热水澡都不可以！

人体在运动的时候，流向肌肉的血液增加，心率也加快，以适应运动所需。运动后，加快了的心率和血液流动仍会持续一段时间，立刻洗热水澡会使流向肌肉和皮肤的血液继续大量增加，结果可能使剩余的血液不足以满足身体其他器官的需要，尤其是心脏和大脑的需要，从而导致心脏病突发或脑缺氧。所以有些人在剧烈运动以后直接洗热水澡会出现头晕眼花、全身无力的症状。

如果运动后洗冷水澡，皮肤受到低温刺激会使血管收缩，本来张开散热的皮肤毛孔就会立刻关闭，导致身体里积蓄的热量很难通过排汗的方式消散，身体的体温调节功能就会失调，以致机体的抵抗力下降，使人容易感冒生病。

那么，运动后多久适宜洗澡呢？运动后最好休息 30~45 分钟，给身体一个舒缓和休息的时间再去洗澡。洗澡时水温不宜过高，温水淋浴应在 5~10 分钟完成，水温以 36~39℃为好，特别是体质较弱的人，更应注意水温。在洗澡前后还需要适当补充水分。

93. "运动后马上吃甜食可以缓解疲劳"的说法对吗

有的人觉得运动后马上吃甜食可以缓解疲劳，果真如此吗？事实上，因为维生素 B_1 参与糖的代谢，运动后过多摄入甜食会大量消耗体内的维生素 B_1，反而会使人感觉倦怠，影响体力恢复。不过，在运动后合理补充能量是推荐的。因为运动后人体合成糖原和蛋白质的能力大大增强，运动后适当进食一方面可以弥补运动中消耗的能量，降低低血糖的发生风险，另一方面可以为之后的运动提供储备。因此，如果运动后肚子饿，只要做到适时、适量地补充能量，不一定会导致发胖。

那么运动后适合吃什么呢？有些人为了减脂选择只摄入蛋白质，这样也是不对的。运动后的营养均衡相当重要，碳水化合物与蛋白质搭配食用最为理想，最好以 4:1（有氧运动后）或者 3:1（抗阻训练后）的黄金比例进行搭配。盲目补充蛋白质会增加肾脏代谢负担，长此以往不利于身体健康，得不偿失。

94. 运动后马上吃饭的做法对吗

剧烈运动后不宜马上吃饭，可先适当补充水分。

为什么运动后不宜马上吃饭呢？因为人体在运动的时候，大量血液流向肌肉、心脏、大脑等重要器官供氧，此时胃肠道处于相对缺血、缺氧的状态，如果运动后马上进食，胃肠道没有充足的血液、氧气和能量供应，会引起恶心、嗳气、腹胀、腹痛等消化不良症状。运动后尤其不能吃油腻的、不易消化的食物，这些食物可能会加重胃肠道不适。建议运动后休息 30~45 分钟，待没有明显的呼吸心跳加快的表现后再进食，同时注意细嚼慢咽，避免因为饥饿而狼吞虎咽，以减轻胃肠道负担。不过，如果运动消耗较大，或已经出现头晕、心慌等低血糖症状，及时地补充能量是非常必要的。这时建议立即原地休息并补充糖盐水或糖块，如不适感不能缓解甚至加重，应马上到医院就诊。

95. "身体不舒服，运动一下就好了"的说法对吗

现阶段，全面健身成为热点话题。当我们讨论"健身"的时候，我们应该关注的是什么？是每天走了多少步，跑了多少圈，还是我们对身体的了解程度？正确的选择应该是后者，只有对自己的身体有足够的了解，才能够挑选恰当的方式去改善它，使它更加强壮。

（1）有基础疾病，且处于不稳定期：当出现不适时，首先要考虑的不是应不应该运动，而是及时就医，排除基础疾病的影响，并积极配合治疗，将基础疾病控制在可控范围内，再考虑是否运动。

（2）有基础疾病，但处于可控范围：当出现不适时，如无加重趋势，可考虑做放松运动，如轻柔的牵伸运动、有节律的太极操、八段锦或是配合呼吸节律的慢走，此时运动的目的是缓解不适所带来的紧张和焦虑，调节呼吸，放松身心。

（3）无基础疾病：当出现不适时，可参考"颈部原则"来判断是否进行运动。如症状在脖子以上，例如打喷嚏、鼻塞，但无发热，可以做轻度至中度运动，如慢跑、骑自行车，以及小重量的力量训练，同时监测运动全程，确保无症状加重趋势。如症状在脖子以下，例如胸闷、咳嗽或胃部不适，请勿运动。如有发热、疲劳或广泛的肌肉酸痛，也请勿运动。

任何运动都要以健康为前提，关注身体给出的提示，千万不要忽视这些提示。

（江山）

（二）传统运动和可能存在的误区

96."筋长一寸，寿延十年"有道理吗

"筋长一寸，寿延十年"是著名的传统运动养生谚语哲理。拉筋、抻筋、伸筋、易筋经、八段锦等都是现代筋膜运动的古老实践，内涵丰富的中医养生健身原理。中医中人体的"筋系统"（筋脉、筋膜、筋络）和现代肌肉筋膜结构基本对等，受气血津液的濡养。伸筋、拉筋等长筋的运动能有效舒缓身体肌肉紧张度，增强人体活力，同时舒畅人体精神，疏解抑郁情绪，增强人体正气和免疫力。虽然"延寿十年"的说法夸张，但长期维护"筋长""筋柔"的体质对健康的重要性可见一斑。

中医理论里的"筋"归属"肝木"系统，肝气主疏泄，即疏通、发泄，调畅气机。"筋长一寸"代表肝气的舒张功能态调控良好，不仅是拉伸运动功效的单方面表现，同时也是肝气濡养下的自然伸长功能的表现，是肝木生发之气功能的表现。《黄帝内经·素问·生气通天论》中写道："阳气者，精则养神，柔则养筋。"

我们可以把"筋"理解为"肌腱""韧带""筋膜"等人体解剖结构中的结缔组织、间质组织，具丰富的间充质，是人体代谢与免疫功能的承担者，与中医人体结构的三焦"膜络/膜原"组织相对应。

在传统中医运动中，"炼筋""养筋"是重要的命题，不仅表现为静态和动态被动地拉伸，还包含主动地放松、舒张、伸展、伸长。"爪为筋之余"，爪甲为筋的末梢，运用意气外透爪甲，具有"调气""长筋"的导引功效。

97."经络"和"筋络"是一回事吗

古籍《易筋经》（《增演易筋洗髓内功图说》）中讲"筋膜"是包裹肌肉纤维、骨骼关节组织的网络结缔组织，有保护肌肉、缓冲骨关节应力的能量释放和均匀分布的作用，是运动中人体力和能量循环的重要载体组织。筋络是《易筋经》中对中医经络系统的附属结构"经筋"系统的别称。所以，经络和筋络是中医人体结构中两个不同的部分，但二者联系紧密，筋络有形，经络无形，在功能呈现时可被感知。经络可行气通络、行气活血，促进生命本体能量维护人体阴阳平和与协调，而筋络是人体应力和结构能量的物质载体，是人体肌肉筋膜酸、胀、沉重、疼痛感受的载体，其特殊感受器通过传入、传出神经回路调控着人体姿势、肌肉的张力和牵拉。

人体筋膜、筋络的结构与功能状态和遗传因素、日常生活活动习惯息息相关。体质好的运动员，能很好地协调身体筋络功能状态，安静时身体柔软，发力时筋肉刚硬而有弹性，展示出较好的爆发力。这样的人相对寿命更长，这也是传统运动说"筋长的人寿命比较长"的原因。所以，想要延长寿命，仅靠拉筋是有局限性的。系统的身心意气的调控运动，加上调整饮食结构、改善生活运动习惯、戒烟戒酒，有助于老年人拥有健康的身体。

98.如何认识导引运动的中医"行气活血"效应

运动可以促进血液循环，是现代运动医学中"活血"的表达。中医传统运动讲究柔缓地激发内气，"行气"导引，"行气"以活血。血液循环的运动动能，除了心脏的节律、泵动推动外，体循环中的小动脉搏动、微循环中的血脉律动都是中医广义的"气"的推动力体现。导引运动讲究柔和舒缓的运动，可以放松肌肉纤维，激活经络脏腑的活力，改善全身微循环，提高血红蛋白转运氧的能力，是中医"行气"以"活血"的解读。"气"是循环于人体前后、上下、内外的能量流，为"血之生，血之帅"，行血、运血、补血，先补气、行气，自然气行、血旺，生生不息。八段锦导引运动就是经典的补气养血、行气活血的导引处方，对女性调经、行气活血促进生理健康具有直接的功能功效，对围绝经期女性的绝经诸症都可处方应用。 20～30 分钟的八段锦运动可以使运动前的面色，十指指腹和手掌萎黄、青紫、暗淡的异常气色变得清亮、粉红。

99. 八段锦中"双手托天理三焦"的"三焦"是什么

"三焦"即上、中、下三焦，上焦心肺、中焦脾胃、下焦肝肾，是人体上、中、下三个部分的统称，具有通行元气至十二经脉、主持诸气和体液循环输布的功能，是全身元气、水液的网络通道。"双手托天"可以导引助力并调理三焦功能。三焦是中医人体脏腑学说系统中的一个独特的"腑"，八段锦第一式动作"双手托天理三焦"直接以"三焦"之名称，将中医人体系统地引入健康导引的概念体系里来。

要深入理解中医传统运动的功能作用和处方应用理念，还是应该了解一下"三焦"系统的中医学理论意义。

中医学是以"天人相应""天人合一"的整体性为认知前提的医学人体科学系统。上焦如雾，元气在上焦帮助心肺功能向上向外布散卫气能量和津液。中焦如沤，元气在中焦帮助脾胃受纳腐熟水谷和升清降浊运动转化营养物质。下焦如渎，元气在下焦帮助肝肾与膀胱，转化排出下焦小便。所以，八段锦等导引运动，对全身之气血和能量体液的循环升降具有全面的导引运动功效。

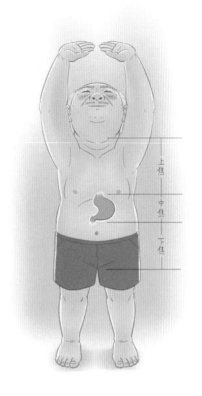

100. 八段锦练习可以增强老年人的力量吗

八段锦是"引体令柔"的中医导引术，动作柔缓，直接的健身功效是伸展性的舒筋通络，以筋肉、骨关节的导引为动作主体——双手托天、左右开弓、两手攀足。在使筋肉舒展、伸长、放松的同时，还可以使肌肉筋膜在安静状态下柔软如绵。

在进行抻、拔、长的筋肉运动时，也要求运用独特的暗劲调节气血运行和进行力量练习。八段锦同时具有"气力"增长效应。

八段锦八个动作的模式各有空间维度方向。"双手托天理三焦"立体上下撑举抻拉，"调理脾胃须单举"对角线撑举抻拉，"五劳七伤往后瞧"手臂旋转抻拉，"两手攀足固肾腰"伸腰抻拉——主动地伸展、被动地抻拉，伸展肌肉筋膜的最后一环节都是肌力、气力的练习，在充分舒展肌肉、筋膜和经筋、筋络的同时，使气血贯注，增长劲力。更不用说"攒拳怒目增气力"集中展示了力量握力练习。总之，导引行气、舒筋通络、增气增力是八段锦独特的系统健身机制。

101. 太极拳也是中医导引术吗

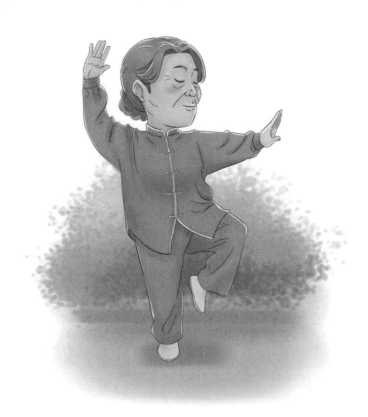

太极拳是中国传统武术养生的代表拳种，有舒展大方、中正安舒的杨式太极拳，有螺旋缠绕、松活弹抖的陈式太极拳，有精细柔密、小巧灵活的吴式太极拳，等等。适合老年人演练的主要是杨式、吴式太极拳。

太极拳运动核心是"以心行气，以气运身"，传统的"心"是头脑，"头颅中正"平衡地引领身体姿势，胸腹、心身，气血和合，其功能功效体现于身心的和谐互动。"虚灵顶劲、气沉丹田"身法，"进、退、顾、盼、定"五种步法，"掤、捋、挤、按、采、挒、肘、靠"八种手法是太极万变不离其宗的基础。

太极拳是在运动中的桩法"尾闾中正神贯顶""屈伸往来任自由"，"动静虚实"在运动转换中保持整体性和和谐性，"升降开合"皆有内气的自然导引，"意气君来骨肉臣"，"意气"是精神内收、松静自然后的感知状态，运动骨肉是一种自然圆转的开合运动。

102. 太极拳"伤膝"的错误动作要点是什么

太极拳"气沉丹田，虚灵顶劲"，"松腰沉胯""双膝微屈"是"尾闾中正神贯顶"的基础。太极拳练习中，人体基本处于屈曲支撑的状态，负荷时间过久，再加上动作要点的错误领会或初学者动作未定型时的不适应，都容易伤膝，使膝关节酸胀疼痛，髌软骨磨损，髌腱劳损腿打软。

应以正确的膝关节对位为基础，保持关节滑利，肌肉筋膜均匀受力。站立姿势可略高，同时注意以下几点：①避免跪膝：屈膝时，膝盖骨超过脚尖，蹬脚的脚跟明显离地；②避免膝关节内外侧不平衡拧转摆动：脚底脚心没有平铺地面，内或外不平衡或不均匀着地，导致膝关节内侧或外侧过度挤压研磨或过度牵张；③"气沉丹田""松腰屈膝"的"太极桩法"初学者，需要专门地练习静桩和运动中重心的自如转换，正确掌握太极运动的基本功和健康练法，避免长时间"双重"（双腿双脚重力平均分布——静桩）。

太极运动应以全身适宜的本体运动感觉和身、脑、心调节为基础：屈膝松坐，似坐非坐，尾闾中正，头颈正直，膝和大腿部筋肉充实，均匀受力；重心转换时，分清虚实；迈步时，支撑腿先稳定充实，上步的脚跟先落地，缓缓移运动重心，脚掌踏实，膝关节稳定支撑，重心虚实流畅自然转换；不疲劳运动，5分钟后即休息，不磨损关节。

103. 为什么大饥大饱勿运动

过饥过饱不适宜运动养生。过饥过饱，胃肠功能处于敏感反应状态，影响身心平和的养生功能。过饥，营养供应不足，运动容易诱发脑供血不足，糖尿病患者易发低血糖反应；过饱，食物在胃肠的蠕动负荷大，站立运动时可增加脾胃的负荷与神经刺激，容易导致胃下垂，中气提举无力。

中老年运动养生应饥饱适中。早饭后1小时，饭前30分钟以上，进行身心安静、外导内行、运动养生、内外容易相合的运动，可以促进藏五脏精气、通畅六腑排空的整体功能，对心血管系统的血运功能和脑神经中枢协调身心功能等都有良好的针对性。

传统养生运动适合中老年人应用。保护好脾胃功能是维护良好的生理功能、提升生存质量的基础。八段锦第三式"调理脾胃须单举"是运动养生重要的中医理念实践。

（茹凯）

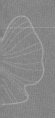

四、运动养生

104. 什么是导引运动

　　"导引"又称"道引"，最早的文献见于《庄子》："导气令和，引体令柔"，形体、气息在精神意识指导下，进行柔和缓慢的融合运动，激发和调和身体的气机和血液流畅循环。有意无意之间的形体气息及经络能量流动的感觉、知觉是"导引"运动的基础，形神兼养、内外兼修是其重要的特征表现。

　　体柔、气和、神宁，柔和缓慢的导引运动的功能态，与《黄帝内经·素问·上古天真论篇》"恬淡虚无，真气从之，精神内守，病安从来""提挈天地，把握阴阳，呼吸精气，独立守神，肌肉若一"等养生境界一致，是中医养生、运动养生的重要特质，简便易行，功效独特，古导引、八段锦、五禽戏、太极拳等都是中华优秀养生文化中医养生导引运动的优秀遗产。

　　在学习和练习时，要出于自然，有意无意之间融合形、气、神，激发人体本能的经络脏腑精气能量，调和阴阳平衡，提高生命质量，为健康长寿奠定基础。

105. 导引运动为什么可以激发生命正气免疫力，抵御病邪

　　健康是人体稳定的一种生命状态，导引运动是帮助人体维护内外环境稳定的健身方法，具有激发生命正气免疫力的作用。内

在人体的气机"升降循环""开合聚散"运动、经络腧穴的功能激发运动是导引运动的基础规律。"恬淡虚无，真气从之"的松静自然、精神内守功能态下，调息吐纳，形体导引，有目的地疏通和流畅"十二正经""奇经八脉"的循环，增强其能量，有利于激发免疫力。

柔缓有意的遵循经络路线和腧穴的导引运动，结合丹田、会阴、命门、大椎、百会、人中、承浆、膻中等重要穴位的手指按摩导引，功效更好。

106. 什么是八段锦导引方

八段锦在形式上是一套由八个或八段导引动作组成的功能体操，站式八段锦配有坐式八段锦（叩齿、漱津、提肛、摩肾、浴面、摩腹、搓涌泉、鸣天鼓），组合起来就是大动作配合小动作，外动与内动结合一致的功能体操。从导引的"外导内行（肢体动内气行）"的视角看，八段锦炼筋、炼膜、炼气、通经，是一套激发人体筋膜、内气，行气舒筋、行气养筋、畅通经络，调和脏腑，运动大脑的导引方案、道引处方。

老年人的生命力和体质下降，适量有序地进行八段锦导引运动，形成主动积极的运动生活方式，对维护生命形、气、神及内五行（五脏）、外五行（眼、耳、鼻、舌、牙）脏腑器官健康功能常态化具有"点金性"的动力作用。

107. 八段锦"千年长寿操"延缓衰老的效果好吗

八段锦导引方在我国广泛流传已有千年以上的历史。经考证，"八段锦"之名初见于东晋葛洪的《神仙传·卷五》："士大夫学道者多矣。然所谓八段锦、六字气，特导引、吐纳而已，不知气血寓于身而不可扰，贵于自然流通。"南宋藏书家晁公武《郡斋读书志》记载有："八段锦一卷，不提撰人，吐故纳新之诀也。"

从南宋开始，八段锦有了坐式与站式两种。坐式有"钟离八段锦"，站式有"吕真人安乐法"，两者都有导引歌诀，元、明、清时广泛流传，清末时，导引动作图式与名称相对固定下来。

八段锦导引运动是一种外形动态、内气相随相应，外在可视，内在可感的养生运动。

八段锦导引运动可有效地平秘阴阳，补养气血，疏通经络，调和脏腑，提高身心能量的储备。从现代医学科学讲，八段锦导引运动不仅可改善有氧代谢、心肺功能，促进心脏血液循环，还可改善代谢能力，提高人体神经体液免疫功能，激发人体抗衰老机制，有效地延缓衰老、延长寿命。研究总结，八段锦导引运动对保护老年人心肺功能，防治高脂血症、动脉硬化、2型糖尿病、肝胆胃肠慢性病，以及颈肩腰腿关节肌肉功能障碍疼痛都有很好效果。

从心理健康角度看，八段锦运动可有效促进老年人心理健康，改善中老年人的抑郁和焦虑状态，促使其胸怀坦荡、豁达乐观、自信自尊，有生命活力，社交能力增强。不少老年人练习之后都反映饮食和睡眠情况得到了明显改善，精力比以前充沛了。

108. 什么是坐式八段锦

八段锦导引方有站式和坐式两种，实为相辅相成的八段锦运动导引的两部分。经典的坐式八段锦又名"十二段锦""钟离八段锦",是八段锦导引方的重要组成部分,与站式结合,遵循"动诸骨节、流通气血"运动养生之道,值得中老年人学习。

109. 老年人运用易筋经等传统功法时应注意什么

《易筋经》是一部理法兼备的导引养生经典著作。"易"为改变,"筋"为筋骨,"经"为方法,"易筋经"即改变人体筋骨的经典方法,其狭义指向就是"易筋经十二式"(又叫韦驮劲十二势);广义上,所有《易筋经》包括《洗髓经》理论指导下的方法体系都是"易筋经"功法。

老年人在运用易筋经等传统功法健身修身训练时,应有系统的思想指导,理论与实践相结合,各种方法应根据人体发育需求有序地安排,科学有序,组合搭配,不是越多越好。

110. 太极拳运动的导引特色有哪些

太极拳也内含中医的导引术。

具体讲,太极拳的八法五步(掤、捋、挤、按、采、挒、肘、靠八种手法,进、退、顾、盼、定五种步法)是太极拳纷繁复杂的动作的道学核心。太极拳向中华传统养生的丹道文化求索,向《易经》和易理回归,经研究创编,国家体育总局 2021 年推出了"太极拳八法五步"方法套路,补充二十四式简化太极拳向全民推广。

111. 适合老年人习练的太极拳有哪些

老年朋友适合用太极内功功法导引方式习练,从太极内功的运动导引习练入手，循序渐进，动作在精不在多。推荐传统太极功法系统，有华山派传承的"小九天"太极功法，胡耀贞太极内功的基础"无极式"调形气。由静而动之抱太极桩开始，单式代表练习有云手、揽雀尾（掤、捋、挤、按）、野马分鬃、搂膝拗步、倒卷肱、玉女穿梭，最后结合十字手、收势，有始有终，随心自在。有了基础且动作熟练后，可完成二十四式简化太极练习，还可根据体能选择适宜的方法，如八法五步、陈式心意混元太极功。

112. 练习太极拳时，老年人需要注意什么

和年轻人比起来，中老年人不适合较为剧烈的运动，舒缓的太极拳更为适合。太极拳是意念、呼吸以及动作配合的运动，能起到增强心肺功能、改善神经系统功能的作用。同时，在练习的过程中，肠胃蠕动也会加速，对增强自身消化系统功能、预防便秘等都有好处。

不过，在练太极拳的过程中应注意以下几点，以免对身体造成伤害：

（1）手法要轻柔：太极拳是以静御动的运动，中老年人本就受到体力的限制，所以在练拳时动作不应过快，以柔和方式、自然缓慢为主。特别是有心血管疾病的老年人，更不宜加快打拳的速度。

（2）选择练习的时间：一般情况下，练太极拳的时间以清晨为最佳，但不应过早。7点太阳升起来的时候，空气相对比较清新，且太阳光线也不刺眼，正是活动的好时间。

（3）速度放均匀：太极拳最佳的练习时长是每次 30 分钟左右，运动中也应缓、柔、慢，从头到尾保持一样的速度，不宜急、快。一般情况下，简化的太极拳打一套是 4~6 分钟，慢练为 8~9 分钟。

（4）平稳呼吸：均匀细长的呼吸能起到中医所说的吐故纳新的作用，同时还能促进血液循环、提升内脏的活动功能。

（5）高低均衡：在初步练习时，架势可高一些，但是在起势确定高低程度后，整套的动作应基本保持统一的高度。注意做分腿、踢腿等动作时，千万不要用力，尤其是患高血压和心脏病的老年人，更应提高警惕。

113. 功能康复如何选用导引术

老年人功能康复，首先考虑骨关节劳损和功能障碍的功能康复。排除容易导致损伤的运动障碍情况，避免关节磨损和有不良韧带牵拉刺激的情况发生，有针对性地因人因地因病采用导引术。可以将八段锦、太极拳导引动作进行有针对性的选择与组合。比如，膝关节不好的老年人不宜长时间站立练习，可以采取坐式，练习上肢和上身，或在水中练习，借用浮力减少下肢与腰部支撑负荷。

如果不存在腰与下肢的功能障碍，能够在轻松、静养精神气血的基础上适度运动，小动、微动、能动就比不动强，逐渐增加运动负荷，对神经、肌肉、脏器功能的康复和维护都具有积极的作用。调整好心态，愉快、积极、主动，打消消极被动的情绪心境很重要。

114. 为什么说"练武（运动）不练功（呼吸），到老一场空"

　　这句谚语强调了运动养生练功夫的重要性。意思是如果只练拳法套路技术，不练功夫，对老年人身体健康和长寿益处不大。其实，这要看如何理解这里"功""功夫"的内涵了。传统讲的"功"是指练气、养气的气功、内功——内气功夫，不是指练外在的功力和身体素质的基本功训练，因为这些训练对年轻人很有效，但无助于老年人精气、内气、神气衰退的改善。老年人肌肉力量下降，拳法就会变成空架子、花架子，没有威力。而气功、内功、柔练的功夫训练不一样，与呼吸气息的生命内在能量、内分泌节律相接，不管多大年纪都能练。通过练内功补充元气，弥补肌肉能量的减少，以气补血，以血养精，精气助力，延年抗衰。

115. 什么是"养练结合，以养为主"

　　"内外俱练，以内为主；动静相兼，以静为主；虚实相兼，以虚为主；养练结合，以养为主。"这四句话，可以用"养练结合，以养为主"进行总体概括。老年人的养生运动应以其为思想指导和宗旨，进行落实与贯彻。

　　养生运动，是主动健康行为，内在心理情感的动机是很重要的动力。"练"与"养"是运动过程中两种不同的状态。

　　"练"是指在运动中有意识地调整身形，放松身体，调整呼吸，集中注意，排除杂念的主动运动过程。"养"有两层意思，一是指经过有意识地运动，出现了身体轻松舒适、呼吸柔和绵绵，注意集中的身心安静状态——"入静"。习练者有意识地使自己保持在这种状态中，继续调整，使之深入发展。有关研究发现，在这种状态中，机体的生命活动渐趋协调，常常表现排斥与免疫功能加强。这种静养状态，有时可以持续较长时间，有时一会儿就过去了。运动养生者需要不断积累经验，不断深入。"养"的另一层意思是指在进行一系列主动的养生运动习练后，还不能达到上述的静养状态，继续坚持下去，是一种能量消耗，容易造成疲劳，引起紧张，这时可休息一下，准备好之后再练。养生运动过程中"练"和"养"是辩证的关系。若练习不认真，不注意调身、调息、调心的身心融合功能态导引，不会取得良好效果。一味地"练"，而不重视"养"，功效也不佳。

每一次养生运动应该都是"练"和"养"的有序交替、相辅相成。开始10~20分钟保持松静状态，感到有些疲劳或呼吸不畅就可以不再去主动关注调身、调心、调息"三调"，充分放下有意识的心意体会，去享受松静自然带来的轻松舒适感，过一会儿可以再主动调整，使静养状态进一步深化。"练"中有"养"，"养"中有"练"，火候恰到好处，可以使养的时间延长和质量提高。如此对运动养生者的体力和精力提高大有益处。

静、柔、缓，静中有动，静而内动的身心融合状态都是"养"的特征。身体虚弱和身患多种疾病的老年人，尤要注意运动养生中的"养"练法。

"养练"也需要主动意识的动机发动，需要情绪平稳、思想乐观、劳逸结合、饮食有节、生活规律、睡眠充足等的配合。老年参与者应特别注意平时的情志修养。情绪波动往往会引起气血紊乱，一时情绪波动，往往干扰运动训练的效果，导致病情的反复。修身养性、休养生息，对年老多病者尤显重要。

116. "松静自然"的要领内涵是什么

"松静自然"指放松、入静与自然，是养生运动过程中的最基本要领。不论何种传统功法运动，练习的哪个阶段，都需要以这四个字做导引口诀和要领。一般来说，运动养生过程中，身体放松，精神入静，呼吸自然。但在身、心、息交融的功能态里，则不能完全地区分身、心、息，精神也要放松自然，气息也要放松自然，整体的相融状态由浅入深，"入静、入定、坐忘无我"，养生运动实践者真正地领悟、理解和做到，是需要下一番功夫的。

在运动前首先安定身形，调身、调心、调息，"松静自然"，安静无欲、松静无为，是谓无极自然态，静久必动，是谓"太极"态，随机而动，升降开合，意动形随。八段锦、五禽戏、太极拳皆有格式，形意引导，自然而然，当得静态定式时，都要以"松静自然"来调整。

松与紧对，紧后即松，紧中有松，八段锦抻筋拔骨，紧后之松，刚后接柔，运动使身体筋肉产生"紧"，动后接静，紧后接松，动为静做准备，紧为松做前提。动静转换、刚柔相济，是养生运动中的"松静"，运动有节奏，气不急喘，平稳自然，心不慌跳，即为"心平气和"松静自然之度。

人在自然和社会之中，觉醒的时候受种种外界环境因素影响，精神和身体常处在紧张状态，影响运动功能正常发挥。运动养生首先要从消除平时带来的各种紧张状态入手，把世事劳碌、人生忧患放在一边，启动养生运动精神和身体的协同放松。精神不紧张身体才会真正地放松。放松并不是完全松弛、松懈或松散无力，而是松而不懈、松中有紧、紧而不僵。

117. 养生运动中的"不自然"现象有哪些

体育运动中，自然流畅是一种本能自如的功能状态。很多运动形式都是人生长发育和日常生活中自然形成的下意识即可以完成的动作活动。只有当运动状态、运动形式与日常活动差异较大时，才需要运动者提高精神注意力和关注，去学习和适应以及训练提高。老年朋友开始学习养生运动，如八段锦、太极拳、站桩等，需要在调身、调心、调息系统过程中完成，开始关注身体的空间位置和关节、肌肉运动感知的系统状态。

与自然流畅相对，养生运动中会有很多不自然的感觉和不自然的现象出现，需要老年人注意，如动作别扭、肌肉韧带疼痛、身体左右不平衡、动作不协调、情绪不稳定等。

建议老年人参与运动前，先到医院或健康运动中心进行运动系统筛查，如有不自然的现象应查明原因，合理处理。

第一，养生运动前要保证充足的睡眠，保持规律的生活节奏。注意休息，精力充沛是有效感知身体动作和动作流畅自如的基础。如果过度疲劳，注意力不能集中，心理压力得不到缓解，就要休息好再运动。

第二，树立自信心，集中精力，放松心情。动作不自然与心情、运动系统及神经系统等的功能状态都有关系，这些系统功能异常会影响运动。运动时应集中精力、放松心情，不要紧张、烦躁。保持愉快稳定的情绪，不给自己太大的压力。

第三，气息调节，有意无意，勿忘勿助。老年人运动时应注意气息的调控，戒除不自然的努气、努力、努劲行为。

第四，动作导引，中正支撑，圆活连贯。老年人运动时姿势要中正，桩法为基础，中正安舒，支撑八面，动作圆活，力不出尖。

118. 老年人进行养生运动应如何调节运动强度和运动量

中医养生运动动以养形，静以养神，动静结合，形神共养。《黄帝内经·素问·痹论》中说："静则神藏，躁则消亡。"精神上的宁静，结合形体活动相对安静柔缓的状态，神气结合，运行血液。

现代体育运动处方，讲究调控运动强度，以增强心肺功能、促进能量代谢为主旨。中国传统养生运动，主张运动量和运动强度适度，不宜操之过急，力度过小不足以达到运动的效果，对健身无助，力度过大又会超越练习者机体的容忍极限而产生负面效果，甚至引起身体劳损。

选择适合自己的养生运动，应在掌握养生运动基本的身、心、息功能状态调控的基础上，逐渐增加运动负荷，促进体能的恢复及增强。孙思邈在《千金要方·养性》中说："养性之道，常欲小劳，但莫大疲及强所不能堪耳。"以养练为主，根据身体运动反应，少量多次地练习，不宜突然增加强度。安全第一，循

老年人运动健康一本通

序渐进。

患冠心病、心力衰竭的老年人，必须严格控制安全运动强度范围，以轻体力、小负荷、短时间、多频次、长期坚持为原则。另外，老年人还应根据体质、季节、年龄、性别以及生活背景考虑运动强度和运动量，使运动处方个体化。

119. "行住坐卧"四威仪的养生意义是什么

"行如风，立如松，坐如钟，卧如弓"可与"久坐伤肉，久行伤筋，久立伤骨，久卧伤气，久视伤血"五劳伤相对，提示行住坐卧四种生活中身体活动姿态和养生防伤的适宜形态。

中老年运动养生更应讲究习惯养成，融入生活文化。

老年朋友在应用四威仪时，强调从容不迫，"行如风"不必勉强快速，动作轻灵，有外来刺激如跌倒危险时，反应要有一定自然敏捷性。

（茹凯）

（二）疾病与运动养生

120. 什么运动方案有助于睡眠

失眠与睡眠障碍在老年人中十分常见，可表现为入睡困难、入睡不深、时睡时醒、醒后不能再睡。失眠在中医中属"不寐"，多因思虑过度，损伤心脾气血，气血不足、心神失养，或因饮食不节、脾胃不和，或因惊恐伤肾、肾阴精不足，阴虚火旺，心肾不交、心神不宁。

有助于睡眠的导引运动方案以八段锦为主，站式加坐式，配合内养调息、站桩调养。站式八段锦全套，辅以坐式的叩齿、漱口、咽津，敲阳陵泉穴，搓脚心涌泉穴。鼻吸气，口吐气，吐出脏腑内热。早晚各练 1 次，晚上睡前 1 小时练习，应避免各种环境干扰。

121. 高血压康复导引运动的宜忌

高血压是现代医学关注的一种以心血管系统负荷升高，外周小动脉压力增大为特征的慢性功能性疾病，以收缩压和/或舒张压升高（收缩压 $\geqslant 140mmHg$，舒张压 $\geqslant 90mmHg$）为主要特征，属于中医内科的"眩晕""头痛"范畴，常伴有头晕目眩、头疼脑胀、耳鸣、失眠、急躁易怒、口苦、胁胀等症状，多由情志不舒、饮食失节所致。中医导引运动以疏散肝郁、平降肝火、健脾化痰为法，引导气机沉降，情绪松静，八段锦是很好的方法。

第一，运动时注意松衣宽带、疏通带脉，穿平底布鞋，选择安静、风景优美（绿植环绕）的环境，在空气清新的早上空腹习练。每次30~50分钟。

第二，酒后饭后、情绪不佳、饮食不调、天气阴雨时，不宜练习。

第三，中老年人可以配合监测血压、血脂，进行眼底、脑血流图检查，做到心中有数，增强进行导引运动的信心。

第四，养成良好生活作息习惯，控制情绪，忌讳恼怒、急躁。饮食宜清淡，低钠少盐，戒烟限酒。

122. 通过导引运动进行心理调节有什么讲究

八段锦、太极拳导引运动中有特定的调节心理的内容，经研究证明有良好的效果。所以，老年人可以直接通过导引运动进行心理健康的干预和调节。

第一，"双手托天理三焦"，双手上托举于头顶，目光内视下看，可以引导激发气血上升循环，有提升阳气、提高兴奋性的作用。太极拳的白鹤亮翅，可以开阔人的心胸，舒畅情志。

第二，起吸落呼，开吸合呼，结合腰腹中心的丹田呼吸导引，节律性地配合能量的开合聚散，升降布散，可以将不良的情绪能量因势利导转化释放，或蓄积沉聚。平和清正的内气能量收聚归藏，都需要下意识的意念导引。

123. 心平气和的运动身心调节有哪些内涵

心平气和是养生运动中的一种内在心身功能状态。

在八段锦、太极拳运动导引中，膈以上为上焦，即心肺，脐以下为下焦，即肾、肝、大肠、膀胱。心火上炎，焦虑、焦躁、易怒是交感神经兴奋的结果。交感神经是平衡胃肠副交感神经兴奋的系统。导引运动，外在的肢体运动相应是内在气（脏腑能量）的运行。心平气和，以心口为升降运动导引的转换点进行运动，可以调节六腑与五脏的气机升降下分清降浊，内在心火能量不上亢，转化向下温肾腹，养丹田，也叫心肾相交，藏肾气，便心火不旺，肾气常温。

所以说，巨阙穴（心口）是升降运动导引重要的平衡点和转换点。可通过练习导引运动培养心平气和的内在素养。

124. 抑郁症老年人如何选择导引运动方法

老年人肾气不足、肝气不舒，容易出现抑郁症，典型症状有情绪低落、思维迟缓、意志减退，有自杀倾向、疑病症状。部分患者出现全身不适，如头痛、腰酸、背痛、腹痛等；消化系统症状有腹胀、腹痛、恶心、嗳气、腹泻或便秘等；心血管系统症状有胸闷和心悸等；自主神经系统功能紊乱表现为面红、潮热、出汗、手抖等。老年期抑郁症常见的并发症包括睡眠障碍、记忆力下降、神经衰弱等。伴随生活缺乏动力，记忆力、注意力及执行力（如做决策、解决问题，以及同时完成多重任务等的能力）受损。患者对躯体过度关注，常自觉便秘、胃肠不适等症状，辗转于各大医院，遍寻名医，检查结果一般无异常。

老年人存在以上抑郁情绪可选用五禽戏和八段锦来进行运动导引，五禽戏兴奋性强，八段锦调和功能好。但要注意自然转换，注意情境，打断消极思维和意识的循环，可配合外在的社交活动，和其他文娱活动相结合，注意劳逸结合。患者在运动过程中要注意观察睡眠情况是否有改善。睡眠的改善是功效反应的直接证据。

125. 存在焦虑、恐惧情绪如何用导引运动方法调节

焦虑和恐惧是人内心应激时情绪状态。老年人气血亏虚、体质衰退、肾不藏精气、内心承受事物的能力下降，常有焦虑、恐惧的表现。

老年人焦虑、烦躁为心火旺，常因心肾阴虚火旺而致，可以用传统呼吸调气六字诀的"呵字诀"来导引，泄热除烦，滋阴降火。操作时，端正身形，冥心一志，意注丹田，先张口吐一口浊气，闭口鼻吸引气从督脉及后腰命门入小腹丹田，然后张口发"呵（he）"字音缓缓吐气，为1次，反复6次为1组，略休息，可以做3~6组。然后做八段锦。老年人恐惧胆怯，为心肾阳气不足、胆虚气怯之症。导引运动心身交互融合作用，可以先引导在安静的室外环境中散步，动以升阳，练习站桩或八段锦，循序渐进，不断适应人多嘈杂的环境刺激。

126. 糖尿病患者养生运动应注意什么

2型糖尿病为由多种病因引起的以慢性高血糖为特征的代谢紊乱，伴有胰岛素分泌和/或作用缺陷引起的糖、脂肪和蛋白质代谢异常。运动可促进血糖代谢，有助于糖尿病的预防及其并发症的控制。糖尿病在中医属"消渴"范畴，以"口渴多饮、善饿

多食、多尿消瘦"的上、中、下三消证候为其典型特征。养生运动应注意以下要点：动静结合，养练相兼，可以辨证地应用于糖尿病患者，需要在运动的不同阶段有所侧重。初期以导引动式为主，开筋骨、通经络；中后期则应以导引静养为主，调呼吸、理脾胃气机。整个运动过程中均应配合自我按摩，以帮助收念入静，静以致动，内动生外动，效果更好。

有研究表明，养生运动对糖尿病临床症状改善效果明显，尤其是夜尿频、便秘，70% 以上的患者可在 2 周内得到改善，乏力、失眠等症状的改善一般 1 个月之内可以见效，其他各项临床症状均可得到不同程度的改善。

127. 更年期综合征患者养生运动应注意什么

更年期是一个特定的生理过渡期，男女都有。女子 49 岁前后、男子 64 岁前后，肾精气血不足，卵巢或睾丸等的内分泌功能减退、功能失调，引起一系列自主神经功能紊乱症状，如精神紧张、心悸潮热、情绪改变、烦躁易怒、失眠多梦等。女性在围绝经期由性激素减少引起的内分泌、躯体和心理变化的症状较为明显，称为围绝经期综合征。

养生运动配合中医药食调理有较好的效果。可应用滋肾阴、养心气的药食，养生运动如放松功、六字气诀加八段锦功法可清热养阴、理气疏肝。

调理期间，要消除紧张情绪，促进心情舒畅，配合适度的散步运动。忌食辛辣刺激食品。

128. 心脏病患者养生运动应注意什么

心脏病泛指心气虚、血虚、冠状动脉粥样硬化、冠状动脉痉挛等原因引起的心肌缺血或梗死，表现为胸闷、心慌、心悸、心绞痛，常由劳累、激动、饱餐、寒冷等刺激诱发。心脏病表现为心绞痛或心律失常时，及时就医同时配合养生运动，六字诀"呵字诀"默默轻声吐气，反复做可缓解心慌、心悸。

养生运动八段锦属低强度的运动，比较适合日常体力活动不受限或轻度受限的低危患者。运动时注意放松心情，保持良好的心态，情绪稳定，先做放松功。八段锦运动时，动作从高位站式开始，调节本身不大的运动负荷，以主观感觉不难、不费劲和不疲劳，舒适自然，微微出汗为度。

（茹凯）

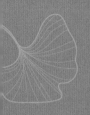

老年人

运动健康一本通

五、运动知识拓展

129. 什么是有氧运动

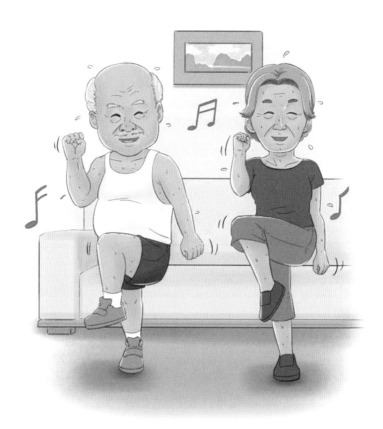

有氧运动是指在氧气充分供应的情况下，主要以有氧代谢提供运动中所需能量的运动方式，即在运动过程中，人体吸入的氧气与需求相等，达到生理上的平衡状态。

130. 有氧运动的特点和作用是什么

有氧运动的特点是强度低、有节奏、持续时间较长。建议每次运动的时间不少于 30 分钟，每周坚持 3~5 次。有氧运动时，血液可以供给心肌足够的氧气，氧气能充分燃烧（即氧化）体内的糖，还可消耗体内脂肪，增强和改善心肺功能，预防骨质疏松，调节心理和精神状态，是主要的健身运动方式。

131. 如何选择适合老年人的有氧运动

常见的有氧运动项目有瑜伽、步行、慢跑、滑冰、游泳、骑自行车、打太极拳、跳健身舞、做韵律操等。如果超重人群想通过运动来达到减重的目的，建议选择慢跑、骑自行车等；如果膝关节疼痛，建议选择游泳等非负重的运动；如果身体状况良好，可以选择健身舞、瑜伽、太极拳等运动项目。

132. 什么是无氧运动

无氧运动是相对有氧运动而言的，是指肌肉在"缺氧"的状态下高速剧烈地运动，主要以无氧代谢提供运动中所需能量的运动方式。无氧运动大部分是负荷强度高、瞬间性强的运动，所以很难持续较长时间，而且疲劳消除得较慢。

133. 无氧运动的特点和作用是什么

无氧运动的最大特点是运动时氧气的摄取量相对非常低，达不到机体运动时的氧气需要量。由于速度过快及爆发力过猛，人体内的糖分来不及进行氧化分解，使得人体不得不依靠无氧代谢提供运动中所需能量。无氧运动会在体内产生大量丙酮酸、乳酸等中间代谢产物，这些酸性代谢产物不能通过呼吸排出，堆积在细胞和血液中，就成了"疲劳毒素"，会让人感到疲乏无力、肌肉酸痛，还会出现呼吸、心跳加快和心律失常，严重时会出现酸中毒，以及增加肝肾负担。

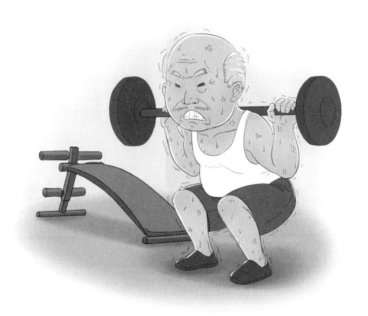

134. 老年人是否适合进行无氧运动

常见的无氧运动项目有短跑、举重、投掷、跳高、跳远、拔河、俯卧撑、潜水、肌力训练（通过系统地进行主动或被动活动，使肌肉收缩力量增强且机体能够适应的各种方法）等。由于无氧运动对肌肉无氧供能程度要求非常高，而且无氧供能后肌肉恢复很慢，引起的疲劳程度较大，因此，如果老年人没有经过长时间的练习和不断补充肌肉所需元素，不建议进行无氧运动。

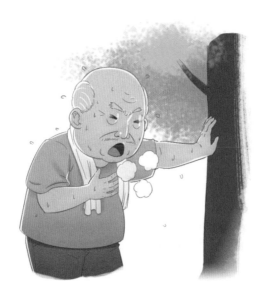

135. 什么是抗阻运动，抗阻运动的特点和作用是什么

抗阻运动是使肌肉克服外来阻力进行的主动运动。老年人阻力可由他人、自身的肢体或器械（如哑铃、沙袋、弹簧、弹力带等）制造。抗阻运动可恢复和发展肌力，广泛应用于各种原因所致的肌肉萎缩患者的康复训练。

136. 如何选择适合老年人的抗阻运动

常见的抗阻力训练的方法有杠铃弯举、直立提拉、躬身提拉、卧推、过头推举、仰卧起坐、燕飞、桥式运动、深蹲起、哑铃提踵、单臂哑铃弯举、哑铃交替弯举、摆铃弯举、斜卧哑铃弯举等。

如果想运动上肢（胳膊）肌肉，可选择杠铃弯举、单臂哑铃弯举、哑铃交替弯举、摆铃弯举等；如果想运动下肢（大腿）肌肉，可选择深蹲起、哑铃提踵等；如果想运动胸部肌肉，可选择卧推、过头推举等；如果想运动腰腹部肌肉，可选择仰卧起坐、燕飞、桥式运动等。

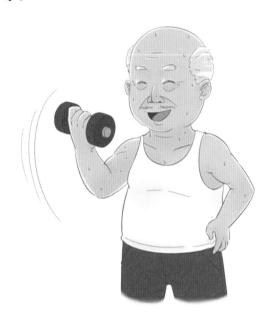

137. 什么是肌力，如何训练肌力

肌力训练可通过上下肢各关节依次做伸、屈抗阻运动实现。一般训练上肢肌力的运动有上臂的外展和内收、前臂伸屈、腕的伸屈、手指的外展和内收、握拳等。训练下肢肌力的动作有屈髋、伸髋、屈膝、伸膝、小腿伸屈、足的跖屈及背屈等。

138. 肌力训练时老年人需要注意什么

第一，训练前要做好准备活动，活动开再进行肌力训练；第二，要注意保暖，如果穿得太少，寒冷刺激导致肌肉更加紧张，不能做好训练；第三，在肌肉和软组织有炎症的情况下不建议做肌力训练；第四，有的老年人进行肌力训练以后感觉疼痛，特别是过了一天以后仍会觉得肌肉和软组织疼痛，这说明训练过量了，需要减量。

总之，肌力训练要科学适宜。

139. 什么是耐力素质，如何发展耐力素质

耐力素质是人对体力活动的耐久能力，是人体长时间进行肌肉活动的能力，即对抗疲劳的能力。

发展耐力素质的基本途径有两个：一是进行增强肌肉力量、提高肌肉耐力的训练，二是提高心肺功能。可以根据自身健康状况选择室外锻炼项目，如健步走、慢跑、跳绳、爬山、游泳、滑冰、各种球类运动等。同时应注意量力而行，循序渐进，避免过度疲劳。

140. 老年人进行耐力运动时需要注意什么

（1）根据练习任务的要求，科学地安排练习的数量、强度、重复次数、间歇时间和休息的方式。

（2）一般的耐力增加具有力量性的特点，增加力量练习的次数是发展肌肉耐力的有效方法。

（3）根据运动项目的时间、强度、激烈程度和自身的身体素质水平，科学地安排有氧耐力和无氧耐力训练。

（4）耐力训练不仅是身体方面的训练，也是意志品质的培养过程。因此，多种多样的耐力训练还可培养坚韧不拔的意志品质。

141. 什么是肌张力，肌张力有什么作用

肌肉静止松弛状态下的紧张度称为肌张力，简单地说就是持续、微小、交替的肌肉收缩。肌张力是维持身体各种姿势以及正常活动的基础，并表现为多种形式。如人在静卧休息时，身体各部位肌肉所具有的张力称静止性肌张力；躯体站立时，虽不见肌肉显著收缩，但躯体前后肌肉亦保持一定张力，以维持站立姿势和身体稳定，称为姿势性肌张力；肌肉在运动过程中的张力，称为运动性肌张力，是保证肌肉运动连续、平滑（无颤抖、抽搐、痉挛）的重要因素。

142. 肌张力障碍产生的原因是什么

肌张力是人体肌肉在被动运动时所表现出的张力。肌张力障碍可分为肌张力增高和肌张力降低。外伤、肿瘤、脑血管病及脑部感染均可导致肌张力增高或降低。部分遗传病、代谢性疾病也可导致肌张力障碍。肌张力障碍可表现为协同肌和拮抗肌的不协调且间歇持续收缩，也可表现为肌强直伴有身体扭曲，及局部或全身性异常动作。

儿童出现肌张力障碍，伴随发育缺陷导致的脑功能异常，表现为运动障碍及姿势异常，称之为脑性瘫痪（简称"脑瘫"）；脑血管病患者出现肌张力增高是因为脑血管阻塞导致锥体束损伤；重症肌无力、周期性麻痹的患者肌张力会降低。

143. 肌张力障碍对功能会产生什么影响

人体肌肉有一定张力，正常情况下张力处在平衡状态，即肌

肉在一定张力下，多个肌群共同协调，组成相对平衡的张力状态。

肌张力过高会使一侧肌肉力量过大，容易导致平衡状态被打破，使肢体出现痉挛状态或者处在畸形状态。长期痉挛和畸形会影响骨关节发育，从而引起骨关节发育畸形。肌张力过高还会使肌肉长期处在劳损状态，引起局部疼痛、肢体不适。躯体疼痛障碍对肌肉功能也会造成一定损伤。肌张力过高，尤其是在儿童时期，会影响大脑发育，对中枢神经造成一定损伤。导致肌张力过高的原因较多，需要分析原因，进行治疗，使身体恢复平衡状态。

肌张力低下的表现是肢体频繁地过度伸展而易于移位，运动协调性减弱、约束力差，大脑皮层易化增强，表现为运动过度，比如用手指指鼻子时会指到一边。肌张力低下者还会出现自发性活动，表现为浑身乱动或肢体的扭转、痉挛，使患者无法正常生活，还有可能导致残疾。不同年龄段人群肌张力低下的原因不同，老年人主要为神经系统变性疾病或脑血管病。

因为运动能力下降，肌张力低下的患者平时在活动过程中跌倒的概率增加，有可能引起骨折、挫伤等；肌张力低下的患者呼吸可受到严重影响，尤其深呼吸和咳嗽的反应性易造成呼吸道分泌物蓄积，产生坠积性肺炎，造成小肺泡内痰液出不来，长期发展会出现感染。同时，肌张力低下的患者可能会存在胸腺瘤等免疫性疾病，如任由生长，会造成胸腔纵隔内的压力增加，压迫心脏。

144. 什么是震颤

震颤是指身体的某一部分不自主、节律性的抖动，分为静止性震颤、特发性震颤和意向性震颤。

静止性震颤最常见，患者静止时症状比较明显，运动时震颤减轻，睡眠时消失，多见于帕金森病或帕金森综合征。

意向性震颤患者在静止的时候没有明显的震颤，伸手拿东西的时候症状比较严重。

特发性震颤发病原因不明确，主要考虑与遗传因素有关，服用某些药物也会引起发病，主要表现为头部、手部和身体的其他部位不可控制的震颤。

145. 什么是肌强直

肌强直是锥体外系受损后屈肌和伸肌的肌张力均增高所导致的运动障碍，临床表现为患者感觉关节僵硬、肌肉发紧，强直的骨骼肌在主动收缩后需要长时间才能放松直至恢复原状。肌强直发生时主动运动阻力增大，行动费力，被动运动时患者的肌张力增高始终保持一致。肌强直的程度不是固定不变的，受肢体运动、应激反应、焦虑、寒冷等因素的影响。

146. 什么是痉挛

痉挛指骨骼肌、平滑肌等肌肉组织发生局部紧张且发生短暂或者较长时间收缩的情况。以下情况可能会导致痉挛的发生：①寒冷刺激：如冬天在寒冷的环境中运动，准备活动不充分，夏天游泳水温较低，都容易引起痉挛。②肌肉连续收缩过快：剧烈运动时，全身处于紧张状态，腿部肌肉收缩过快，放松的时间太短，局部代谢产物乳酸增多，肌肉的收缩与放松难以协调，从而引起小腿肌肉痉挛。③出汗过多：运动时间长，运动量大，出汗多，又没有及时补充盐分，体内液体和电解质大量丢失，代谢废物堆积。肌肉局部的血液循环不好，也容易引起痉挛。④疲劳过度：当长途旅行或登山时，小腿肌肉最容易发生疲劳。因为每一次登高，都是一只脚支持全身重量，这条腿的肌肉提起脚所需的力量将是人体重的 6 倍，当它疲劳到一定程度时，就会发生痉挛。⑤缺钙：在肌肉收缩过程中，钙离子起着重要作用。当血液中钙离子浓度太低时，肌肉容易兴奋而出现痉挛。⑥上运动神经元损伤：中枢对周围神经的抑制作用减弱或消失，引起肌张力增高，甚至肌肉痉挛。

147. 什么是感觉

感觉是人脑对直接作用于感受器的各种形式的刺激的反映，分为一般感觉（浅感觉、深感觉和复合感觉）和特殊感觉（视觉、听觉、味觉和嗅觉）。

148. 什么是浅感觉

浅感觉为皮肤和黏膜的感觉，如痛觉、触觉和温度觉。痛觉：正常机体对伤害性刺激的疼痛感觉；触觉：检查者用棉签或软毛笔轻触患者皮肤，正常人对轻触感非常灵敏；温度觉：辨别冷热刺激的感觉，正常人能辨别相差 10℃ 的温度。在临床上进行痛觉检查，局部疼痛为炎性病变影响到该部末梢神经之故，烧灼性疼痛则见于交感神经不完全损伤；触觉障碍见于后索病损；温度觉障碍见于脊髓丘脑侧束损伤。

149. 什么是深感觉

深感觉是指来自肌肉、肌腱、骨膜和关节的感觉，如运动觉、位置觉和振动觉。位置觉正常者能说出肢体所放的位置；运动觉正常者能说出肢体被动运动的方向；振动觉正常者能感知振动感。在临床上，位置觉障碍、运动觉障碍说明传导深感觉的神经纤维或大脑感觉中枢病损；振动觉障碍见于脊髓后索损害；另外，正常老年人下肢的振动觉减退或消失也是常见的生理现象。

150. 本体感觉分为哪几个等级

本体感觉是指肌、腱、关节等运动器官本身在不同状态时产生的感觉。本体感觉可分为三个等级。一级：肌肉、肌腱、韧带及关节的位置觉、运动觉、负重感觉；二级：前庭的平衡感觉和小脑的运动协调；三级：大脑皮层综合运动觉。在临床上，骨损伤患者的本体感觉缺失主要是一级缺失；运动损伤患者的本体感觉缺失主要是一级、二级缺失；神经损伤患者的本体感觉缺失主要是三级缺失。

151. 什么是复合感觉

复合感觉包括皮肤定位觉、两点辨别觉、图形觉及实体觉。这些感觉是大脑综合、分析、判断的结果，故也称皮质感觉。

皮肤定位觉检查正常者能用手准确指出被触摸的位置；两点辨别觉检查正常者辨别的阈值较小；图形觉检查正常者能正确辨

别在皮肤上所画出的图形；实体觉检查正常者能正确辨别手上实体物的大小、形状、性质。在临床上，皮肤定位觉障碍见于皮质病变；两点辨别觉障碍见于额叶病变；图形觉障碍提示丘脑水平以上的病变；实体觉缺失时，患者不能辨别是何物体，可见于皮质病变。怀疑皮质病变或额叶病变、丘脑水平以上病变的患者需要进行相应的检查。

152. 什么是平衡功能

平衡功能是指维持身体姿势稳定的能力。正常情况下，当人体重心垂线偏离稳定的支持面时，人体能立即通过自主的或反射性的活动使重心垂线返回到稳定的支持面内。

平衡能力是身体对来自前庭器官、肌肉、肌腱、关节内的感受器以及视觉等各方面刺激的协调能力。主宰人平衡能力的是内耳中的半规管和半规管前的 2 个囊状结构。半规管是分别处于 3 个互相垂直的平面的管道，当头部在三维空间发生位置变化时，半规管的内部组织会把这种信息传到大脑中枢；而 2 个囊状结构则专门感受头部处于静止时的位置，以及前进、后退、升降等直线运动。神经中枢正是从内耳的这两个部分获得人在运动时的种种信息，从而及时做出反应，纠正可能破坏身体平衡的动作，使人体保持平衡的。

153. 平衡功能的类型有哪些

平衡可分为静态平衡和动态平衡，静态平衡指人体处于某种特定姿势时保持的稳定状态，如站或坐等姿势。动态平衡包括：

①自动平衡，即人体在进行各种自主运动，如进行由坐到站或由站到坐等各种姿势间的转换运动时，重新获得稳定状态的能力；②他动平衡，即人体对外界干扰，例如推、拉等产生反应，重新恢复稳定状态的能力。

154. 导致平衡功能受损的因素有哪些

（1）年龄因素：年龄是患者跌倒危险的显著影响因素。随着年龄增长，老年人机体各器官功能逐渐减退，出现感觉迟钝、行动迟缓、反应差的现象。平衡能力与年龄的相关性成复杂的曲线关系。

（2）体型因素：有研究结果证实，体重与姿势稳定性之间关系较大。目前，体重对平衡能力的影响主要有两个假说：一是较大体重的持续压迫会使足底机械感受器超活化，导致足底敏感性下降；二是较大的体重导致了姿势稳定性下降。

（3）前庭器官因素：内耳中除耳蜗外，还有三个半规管、椭圆囊和球囊，后三者合称为前庭器官，是人体对自身运动状态和头在空间位置的感受器。有研究表明，当躯体感觉和视觉信息输入均被阻断或输入异常时，前庭感觉输入在维持平衡中变得至关重要。老年人的前庭功能随年龄增长而下降。

（4）本体感觉因素：本体感觉是指来自肌肉、肌腱、关节等处感受器的冲动传向大脑和小脑所产生的感觉。在老年人中，平衡状态对于本体感觉的反馈表现敏感。

（5）肌力因素：有研究结果证明，老年人下肢伸膝肌力对平衡能力有影响，肌力较差者平衡功能也较差。下肢肌力与人体直立的姿势稳定性有着密切关系，老年人增加下肢肌肉力量可以延缓平衡能力的下降。

（6）视觉因素：视觉可以影响老年人下肢非对称负荷，可作为老年人平衡能力下降的早期诊断指标。

（7）药物因素：精神药物、心血管药物、降血糖药、非甾体抗炎药、镇痛药、多巴胺类药物、抗帕金森病药及多重用药（多于5种）等都可导致患者出现头晕、乏力、共济失调等，进而影响患者的平衡能力，其中精神药物与老年人跌倒的关联性最大。有调查研究结果表明，降血糖药和精神药物与老年人发生跌倒有关，其中精神药物的危险性更大，并且跌倒的危险性随着服药总数的增加而增加，而麻醉药并不会增加跌倒的风险。

（8）牙齿的健康状况：牙齿的咬合状况与身体平衡能力有关，部分或完全的咬合不良会导致平衡能力的下降。此外，日本的一项队列研究结果还表明，在调整了多种相关因素之后，牙齿数目≤19颗并且未佩戴假牙的老年人比牙齿数目≥20颗的老年人有更高的跌倒风险，这可能是因为咀嚼肌系统的本体感受影响了头部姿势的稳定。

155. 平衡功能受损会导致什么后果

平衡能力的下降是跌倒的重要危险因素，而跌倒是导致老年人受伤的主要原因，极大地影响了老年人的正常生活。根据相关调查，我国每年约有1/3的老年人至少跌倒1次，约每10次跌倒中就有1次可能导致严重的伤害，如髋部骨折或头部损伤。跌倒已成为我国65岁以上老年人伤害死亡的首位原因。已有相关研究表明,导致老年人跌倒的主要原因是平衡能力的下降,科学合理的训练可以延缓老年人平衡能力下降。

156. 什么是关节活动度

关节活动度又称关节活动范围,是指关节活动时所通过的运动弧或转动角度。关节活动有主动与被动之分。主动关节活动度指的是作用于关节的肌肉随意收缩时带动相应关节的活动范围;被动关节活动度指的是被检者在肌肉完全松弛的情况下,由外力作用于关节而发生运动的范围。

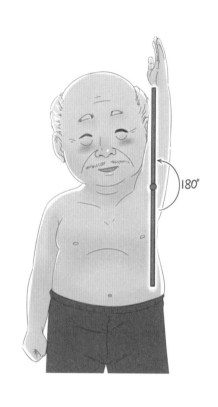

关节活动度的测定是评定肌肉、骨骼、神经病损的基本步骤,是评定关节运动功能损害范围与程度的内容之一。关节活动度测试的主要目的是:确定是否有关节活动受限,发现影响关节活动的原因;确定关节活动受限的程度;确定适宜的治疗目标,判定可能康复的程度;为选择适当的治疗方式、方法提供客观依据;测量关节活动度的变化可以评价康复治疗、训练的效果。

157. 保持正常关节活动度的作用是什么

随着年龄的增加,老年人的骨、关节、关节周围组织和肌肉发生退行性改变，加之各种导致关节活动度减小，使老年人基本日常生活活动和娱乐活动能力下降。所以，只有维持正常的关节活动度才能满足老年人的基本日常生活。

158. 关节活动度异常的后果是什么

老年骨关节病患者关节软骨面破坏，在关节活动时不规则的关节面相互摩擦，引起疼痛。疼痛造成了肌肉的挛缩和患者自己对关节活动的限制，进一步引起关节囊和肌腱的挛缩，导致关节活动能力的丧失。在此基础上形成恶性循环，最后导致关节畸形，关节活动受限。所以，老年骨关节病患者应该进行主动或被动的、负重或负重轻的关节活动练习，既使关节保持较大的活动度，又防止病情进一步恶化。急性发作疼痛剧烈时应适当休息，并设法缓解疼痛，待发作过去，疼痛一旦减轻，即应积极进行保持关节活动度的运动。由于受累的关节不同，每个关节活动的种类也不同，且多数关节可做多种活动，故患者必须学会每一受累关节的特殊活动方法，了解其最大活动度（如髋关节活动度的练习必须包括屈曲、后伸、外展、内收、外旋和内旋等），尽可能让每个关节练习到其活动度的极限，每日至少练习 1 次。为了防止关节畸形，应该每日使关节进行全范围活动。

159. 什么是人体的核心

人体核心部位是指由腰、骨盆、髋关节构成的一个整体，是人体结构的中轴，核心部位的肌群包括背部、腹部和构成骨盆底部的所有的肌群。

160. 什么是核心稳定性

核心稳定性是指在运动中控制骨盆和躯干部位肌肉的稳定姿态，为上下肢运动创造支点，并协调上下肢用力，使力量的产生、传递和控制达到最佳化。核心稳定性训练可以提高身体在运动过程中的稳定性和控制力，从而为身体更好地发力创造有利条件。核心力量训练强调深层次小肌群的训练，这对于稳定核心具有重要的实际意义。

161. 为什么核心很重要

这是因为身体躯干随时都需要核心肌群的保护，身体所做的所有动作都需要由核心先发力，核心肌群太弱容易造成身体姿势不良，使人容易驼背，出现下背痛、腰痛或骨盆前倾。

162. 如何运动提升核心功能

（1）平衡垫站立：平衡垫选择塑胶充气垫，由于其中有很多的空气，因此若没有收紧核心部位的肌肉，将很难保持稳定地站在上面。经过一段时间的练习，若可较为稳定地站立，可以在家属的陪同下将眼睛闭上，这样对于本体感受神经的刺激会更为强烈，从而给核心稳定性带来更多的挑战（图28）。

（2）单腿蹲：首先要单腿站立，屈髋向下蹲，膝盖不要超过脚尖，保证落地脚全脚掌自始至终不要离开地面（图29）。如想再增加难度，可以站在弯曲不稳定的表面上。

（3）球撑箭步蹲：首先将一条腿放在球上，小腿与地面平行，另外一条腿向前迈出。然后腹部收紧，做箭步蹲的动作。注意膝关节不要超过脚尖，后面的腿要放松并且膝关节屈曲。这个动作也可以将腿放在平板上，然后前面的腿站在平衡垫上做箭步蹲的动作（图30）。

（4）平衡垫蹲举：首先将两个平衡垫放在与髋同宽的位置，脚踩在平衡垫中间的位置。进行蹲举的动作，膝盖朝向脚尖的位置蹲下去，不要内扣或外翻，膝关节不能超过自己的脚尖，大腿和地面平行或者是略高于平行的位置。腰背挺直，核心肌肉收紧。

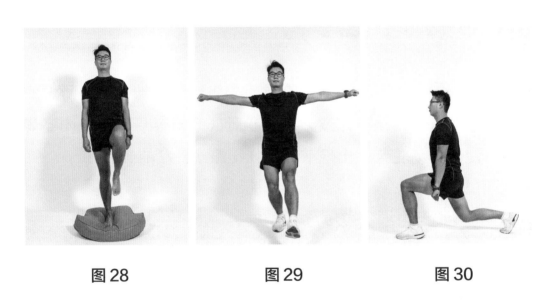

图28　　　　　　　图29　　　　　　　图30

163. 什么是步态周期，步态周期有哪些参数

步态周期指行走时同一只脚从脚跟离地跨出，到再次脚跟着地的行进的过程。步态周期参数通常分为以下几个类别：步态周期、时空参数、运动学参数、动力学参数、肌电活动参数和能量代谢参数等。

　老年人运动健康一本通

正确地走路应做到从容、平稳、直线。正确的走路姿势能起到缓冲关节和腰椎的作用，避免走路时产生磨损而导致疼痛，还有助于预防跌倒。若身体出现不适症状，要及时就医检查并进行治疗。

（1）从容：走路时应注意身体直立，抬头、挺胸、收腹，眼睛平视前方。

（2）平稳：走路时要让脚跟先着地，踩实后再抬另一只脚，同时双臂应以放松状态在身体两侧自然摆动，起到保持身体平衡的作用。跨步要均匀，起步时身体要微向前倾，让身体重心落在前脚掌上，且重心应随脚步移动，不断向前过渡，前脚着地和后脚离地时要注意伸直膝部。

（3）直线：走路时要注意脚尖向前伸出，不应向内或向外，以保证身体呈直线前进，不左右摇摆。

人在走路时，全身血脉、骨骼、经络都会一起活动，不正确的走路姿势如含胸驼背等会反射到大脑，造成大脑过劳，影响睡眠。另外，在直立行走时，脊柱承受、支撑着上半身的重量，不正确的走路姿势可能会加重脊柱负担，容易造成脊椎劳损等。

165. 常见的异常步态有哪些

（1）偏瘫步态：见于脑梗死后遗症、脑出血后遗症、蛛网膜下腔出血后遗症。

（2）共济失调步态：多见于饮酒过多、小脑疾病或巴比妥类中毒。

（3）慌张步态：常见于帕金森病或帕金森综合征。

（4）臀大肌步态：常见于臀下神经损伤或臀大肌肌肉损伤。

（5）臀中肌步态：又称为"鸭步"。

（6）跨阈步态：见于腓总神经麻痹。

（7）剪刀步态：见于脑瘫、截瘫。

（8）间歇性跛行：见于脊髓疾病。

166. 偏瘫步态

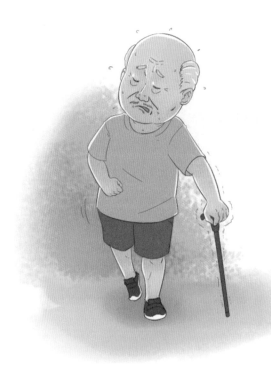

老年人运动健康一本通

偏瘫步态是偏瘫患者常见的异常步态。偏瘫患者走路不稳，患肢由于感觉障碍和力量的缺失，出现肌肉无力，所以健侧腿前进的时候，患侧腿支撑力差身体就会倾倒，患侧腿向前迈步的时候无力，上提及脚部的前移，都会出现拖拉的症状。平时所说的一瘸一拐的情况，身体向患侧倾斜，脚部拖拉、蹒跚，磕磕绊绊的步态是偏瘫患者典型的步态。这样的患者在进行训练的时候，一定要有所支撑，比如扶着墙、扶着拐杖，或者是在家属的搀扶之下进行步态练习，防止向患侧跌倒造成外伤等。

167. 共济失调步态

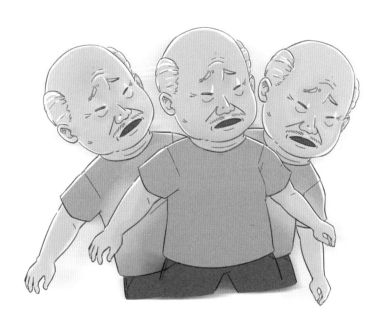

观察患者行走时的表现，若举足缓慢，用力过重，漂浮不定地向前伸足，落地时呈顿足样，步态蹒跚，整个身体摇摆不定，状如酒醉，即为共济失调步态，又称醉汉步态。共济失调步态患

者因重心不易控制，步行时两腿间距增宽，抬腿后身体向两侧摇摆不稳，上肢常向水平方向或前或后摇晃，有时不能站稳，转换体位时不稳更明显，且不能走直线。

168. 慌张步态

指患者一旦起步便急速前进，行走时身体前倾，步伐很小，双足擦地，双上肢协同摆动动作减少，身体重心前移，躯干前倾、前冲，起步及止步困难的一种病理性步态，常见于帕金森病或帕金森综合征。

临床表现为患者的头部和颈部向前弯曲，上肢屈曲僵硬地在身体两侧展开，手指绷直，膝盖和臀部生硬地弯曲。走路时，重心前移造成身体失去平衡。

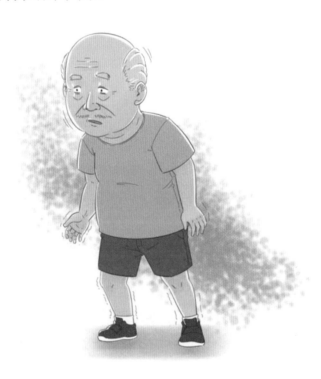

169. 臀大肌步态

　　臀大肌步态（俗称"鹅步"），是指患者步行时躯干前后摆动显著增加，类似鹅行的步行姿态。常见于臀下神经损伤或臀大肌肌肉损伤。

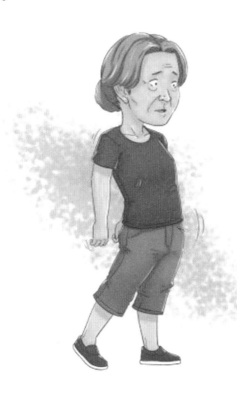

170. 臀中肌步态

　　臀中肌步态（俗称"鸭步"）：一侧臀中肌无力，代偿下肢处于摆动相的健侧骨盆下降，躯干向患侧弯曲；两侧臀中肌受损，上身左右摆动，像鸭子；行走时挺腰凸肚，臀部左右摇摆如鸭行状。

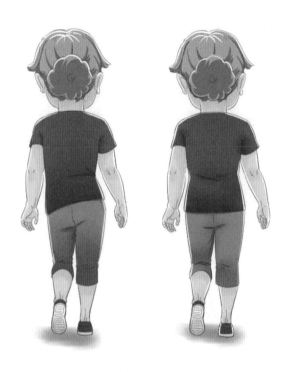

171. 运动对神经系统有什么作用

（1）抑制作用：人体的所有活动都是在神经支配下进行的，包括体力活动和脑力活动。运动的过程会引起多种神经反射，刺激神经分泌神经递质作用于大脑皮层，完成神经中枢的反射活动。不同神经递质的靶细胞是不同的，受到刺激后无应答反应或反应过程减弱的脑细胞所表现出的现象为神经抑制，比如夜晚睡觉前剧烈运动，可能会使迷走神经受到抑制，表现出劳累、乏力的症状。

（2）兴奋作用：受到运动刺激后发生反应，且处于工作状态的脑细胞所表现出的是兴奋状态，比如体力活动和大量的脑力活动都会引起交感神经兴奋。而过量的运动会引起疲劳，出现兴奋减弱的现象，这是一种大脑的自我保护机制。部分情况下，神经兴奋和抑制还可以相互转化，以维持脑细胞的正常运转，避免部分脑细胞功能衰竭。

172. 运动对心血管系统有哪些影响

运动只要不超过自身的负荷，对人体的心血管系统很有好处，可以改善心血管系统功能，增加心脏代谢，促进血液循环，有效地降低血脂，对血压的控制也有好处。

运动可以改善心血管系统的功能，使心率减慢，心肌收缩力增强，从而可以使心脏每搏输出量增加，使没有开放的微血管开放，改善心脏的微循环。体育运动还能够反射性地引起冠状动脉血管的扩张，增加心肌毛细血管的数量，改善心肌缺血。

另外，运动大量消耗脂肪，可以降低血脂。运动后静脉回心血量减少、血管阻力改变、血容量减少，可以降低血压。运动后血液中的葡萄糖可能不够用，此时机体会分解肌肉储存的肌糖原，肌糖原分解后转变为肝糖原或变成葡萄糖被身体利用，因此运动可以降低血糖。

173. 运动对呼吸系统有哪些影响

运动会使人体交感神经兴奋性提高，支气管平滑肌松弛，呼吸道阻力减少，使人反射性地吸取更多的空气。同时，经常进行运动训练可以很有效地运动呼吸肌，特别是呼吸肌中的膈肌收缩力增强，使胸腔容量增大，肺活量会有很明显的提升。总的来说，经常进行运动的人，呼吸器官的构造和功能会发生良好的变化。

174. 运动对肌肉和骨关节有哪些影响

骨骼、关节和肌肉是身体运动系统的重要组成部分，没有它们，身体的运动就无从谈起。反之，它们的健康也有赖于身体的运动。

没有运动就没有骨骼的健康：身体的骨骼必须有能力承受重力、拉力，以及其他力的综合作用，才不致发生损伤。经常用力的右臂肌肉更壮、骨骼更粗。由于运动太少，长期卧床的患者骨密度降低，而经常进行体育运动的人骨密度增加。

关节不运动就会丧失功能：关节是一个复杂的机械系统，重要的功能就是运动，关节软骨内没有血管，营养供给和代谢产物的清除完全靠运动中关节腔内的压力变化。不动的关节可变得僵硬，长期不动甚至可能导致难以恢复的损伤。

运动能够增强肌肉的代谢调节功能：运动可以使肌肉强壮，长期不运动的肌肉就会萎缩。肌肉是体内最大的葡萄糖储存库，对血糖的调节具有重要意义。

运动能够减少骨骼、肌肉、关节的伤害：进行适度、合理的运动发生运动损伤的可能性很小，利大于弊；过度、不合理的运动更容易引起运动损伤，弊可能大于利。运动损伤不仅发生于体育运动的时候，日常生活中也会发生，而经常参加体育运动的人损伤总发生率更低，因为运动使得腿脚更灵活、反应更快，相对更不容易受伤。

175. 运动对皮肤有哪些影响

运动对皮肤有一定好处，建议健康人在生活中适当运动，以改善皮肤状态。

（1）促进新陈代谢：运动可以促进毛孔内污垢、油脂，或者其他成分释放。

（2）打开毛孔：运动时皮肤会产生大量汗液，带走毛孔内的污垢，对于皮肤保养以及护肤品的吸收有益。

（3）增加血液循环：运动促进身体血液循环，使皮肤得到更多营养，变得有光泽。

（4）改善消化：运动可以改善消化状态，促进有毒物质排出，有效缓解胃胀、便秘等不适感，使面色红润。

（5）促使维生素 D 产生：户外运动时，阳光照射皮肤能够产生维生素 D，保证正常的内分泌，使皮肤状况得到明显改善。需要注意的是，在阳光下运动要避免紫外线直接照射，做好防晒准备。停止运动后，要及时用干净的毛巾轻轻擦去汗液，尽量避免用冷水立刻洗脸。

176. 运动对睡眠有哪些影响

运动改善睡眠，这已是众所周知的结论。运动可以从以下几方面影响睡眠：

（1）运动能产生内啡肽，内啡肽可以产生镇静催眠作用。

（2）规律运动可以调节生物钟。

（3）定期运动能使人心情愉快，有助于缓解压力，减轻失眠症状。

（4）运动对睡眠的影响还与运动量有关。中等强度以下的运动能使人产生轻度的疲劳感，缩短入睡时间，并加深睡眠深度。

但是，需要注意的是，睡前运动是会影响睡眠的。一般睡前不建议做剧烈运动，因为剧烈运动容易造成心肺的负担，造成大脑缺血缺氧，也会导致大脑皮层过于兴奋，影响睡眠时间和睡眠质量。

177. 运动对消化系统有哪些影响

通常，运动对消化系统的影响分为有利影响和不利影响。具体情况如下：

（1）有利影响：运动对人体消化系统有良好的作用。在运动过程中，消化系统比之前更为活跃，肠胃蠕动会加快，能够促进消化吸收。运动还可以增加呼吸的深度与频率，促使膈肌上下移动和腹肌较大幅度地活动，从而对胃肠道起到较好的按摩作用，改善胃肠道的血液循环，加强胃肠道黏膜的防御机制，对于促进消化性溃疡的愈合有积极的作用。《美国胃肠病学杂志》发布的一项研究显示，运动可以改善肠易激综合征的症状，降低胆结石形成的风险。运动还能增加肠道微生物的多样性，抑制更多有害细菌的生长，有助于消化食物和吸收必需的营养素。

（2）不利影响：进食后马上进行运动，食物还未完全消化，可能会对消化系统产生不利影响，容易引起胃肠痉挛、胃痛、便秘等症状。运动时间、运动方式以及运动时间间隔等方面掌握不好，容易影响消化系统，所以要注意采取科学的方法进行运动。建议延长餐后运动间隔，运动后及时补充水分，尝试选择餐前运动。剧烈运动并不总是有益于消化系统，腹泻、大小便失禁和直肠出血这些症状有时会出人意料地发生在长跑者群体中。

178. 运动对免疫力有哪些影响

俗话说"生命在于运动"，运动可以直接提高免疫力适度的体育运动能增强体质、提高机体的抗病能力、增强机体免疫功能。通常，坚持每天运动 30 分钟，免疫细胞数目会增加，抵抗力也会相应提高。如果运动量太小，则不足以达到调节免疫功能的效果。运动过量，则会导致免疫功能的抑制，增加上呼吸道等疾病的发病风险，甚至有可能诱发一些潜在的疾病。老年人重点选择有氧运动，如健步走是最安全的运动方式之一，每天最好持续走 30 分钟。不太习惯运动和平时很少运动的人，最初运动时要避免过量，运动时间不要超过 2 小时。其他运动如慢跑、跳绳、瑜伽、游泳、乒乓球、羽毛球等，都可以根据个人实际情况来选择。

179. 人体的运动器官有哪些

人体运动系统由骨、关节和骨骼肌组成，约占人体体重的60%。全身骨骼构成坚硬的骨支架，赋予人体基本形态，支持体重，保护内脏。骨骼肌附着于骨，在神经系统的支配下收缩时，以关节为支点牵引骨改变位置，产生运动。运动中，骨起着杠杆作用，关节是运动的枢纽，骨骼肌是动力器官。所以，骨骼肌是运动系统的主动部分，骨和关节是运动系统的被动部分。

成人人体骨的总数为 206 块，其中 177 块直接参与人体运动。人体骨骼肌共有 600 余块，分布广，约占体重的 40%。每块骨骼肌不论大小如何，都具有一定的形态、结构、位置和辅助装置，并有丰富的血管和淋巴管分布，受一定的神经支配。因此，每块骨骼肌都可以看作是一个器官。

180. 人体肌肉的功能、类型和特点是什么

肌肉的主要功能是维持人体活动、连接骨骼关节和保护人体组织等。肌肉分为三大类，分别是平滑肌、心肌和骨骼肌。

（1）平滑肌：平滑肌存在于消化系统、血管、膀胱、呼吸道中。平滑肌能够长时间拉紧和维持张力。平滑肌受神经系统的控制，不随人的意志收缩，如胃和肠的肌肉每天都在执行任务，但人们一般不会察觉到。

（2）心肌：心肌只存在于心脏，它最大的特征是坚固，可以像平滑肌那样有限地伸展，也可以用像骨骼肌那样的力量来收缩。心肌是一种颤搐肌肉，不随人的意志收缩。心肌有固定的收缩规律。从而产生心跳。正常人的起搏细胞正常，心肌收缩规律一定，当起搏细胞出现异常时，心肌收缩规律会发生改变。

（3）骨骼肌：骨骼肌是可以看到和感觉到的肌肉类型，分为红肌纤维和白肌纤维。红肌纤维依靠血红蛋白持续供氧运动，进行较长时间的收缩和拉伸，从而使身体进行日常行为活动。而白肌纤维则依靠内部快速化学反应迅速伸缩（多在紧急情况下），特点是反应时间短而收缩不持久，其反应时间是红肌纤维的1/4。

181. 随着年龄增长肌肉会发生哪些变化

随着年龄的增长，建立和保持肌肉量变得越来越困难。肌肉流失从中年就开始发生，肌肉以每年约1%的速度流失，在严重

的情况下，可能在 80~90 岁会有约一半的肌肉流失。当然，这种流失的速度和开始的时间存在个体差异，但总的来说，肌肉最终会开始流失。肌少症（又称"肌肉减少症"）指年龄增长导致的肌肉质量及其力量的损失。

肌少症的临床表现主要体现在肌力和肌肉质量下降，老化过程中，体内非脂肪部分的减少，几乎全部为肌肉的减少。原发性肌少症是由身体老化引起的，而继发性肌少症是由其他问题的导致的，如不活动、疾病或营养不足。随着年龄的增长，这些潜在的原因趋于重叠，使问题更加复杂。随着更多的脂肪沉积在肌肉内，肌肉的组成也发生了变化，这损害了肌肉的功能。

肌少症对老年人的影响相当大，包括行动障碍、跌倒和骨折风险增加、日常活动能力受损、生活质量差、独立性丧失等。为了防止肌肉质量和力量下降，老年人应保持适当的运动，并保证充足的蛋白质摄入。

182. 随着年龄增长骨骼会发生哪些变化

骨骼发育与相应年龄身体的发育同步，骨量的累积是动态持续的过程。18 岁时，骨骼生长已接近完成，骨量达到峰值的 60%。20 岁以后，骨量继续缓慢增加，在 30~35 岁，骨密度达到一生中的最高点。35 岁以后，骨量开始缓慢地下降。女性 50 岁以后，体内的雌激素水平下降，骨量开始大量减少，速度为每年 1%~2.5%。男性 60 岁以后骨量开始快速减少。《骨质疏松症防治中国白皮书》显示，我国 50 岁以上人群骨质疏松症患病率接近 1/5。进入老年阶段，骨量继续减少。老年人通常会因为骨量降低发生髋部、手腕与脊柱等部位的骨折。50 岁以上髋部骨折患者中，约1/4 的人在一年内因并发症死亡，约1/4 的人需要终生卧床。此阶段补充钙与维生素 D 可防止体内钙的大量丢失。

183. 人体关节的组成和类型有哪些

尽管人体的多种多样，但主要结构相似，包括关节面及关节面软骨、关节囊、关节腔。辅助结构包括韧带、滑膜囊、滑膜皱襞、关节唇、关节内的软骨，如肩关节和髋关节都有关节唇，膝关节有交叉韧带。

关节的分类有以下几种：

（1）按关节运动轴的数目和关节面的形状分类

单轴关节：屈戌关节，如肱尺关节、指关节；圆柱关节，如桡尺近侧关节和桡尺远侧关节。

双轴关节：椭圆关节，如桡腕关节；鞍状关节，如拇指腕掌关节。

多轴关节：球窝关节，如肩关节；杵臼关节，如髋关节；平面关节，可做轻微滑动或转动的关节，如肩锁关节。

（2）根据关节的结构分类

单关节：如肩关节和髋关节。

复合关节：如肘关节。

（3）按关节的运动形式分类

单动关节：如肩关节、踝关节等。

联动关节：前臂的桡尺近侧关节和桡尺远侧关节。

184. 随着年龄增长骨关节会发生哪些变化

　　骨关节可随年龄的增长发生退行性改变，所以中老年人容易出现骨关节炎，尤其 60 岁以后更容易出现。因为随着年龄的增长，骨骼退化，局部的软骨会出现磨损的情况，而且水分会逐渐流失，弹性会减弱，出现骨质增生或者骨质疏松的现象，有些患者还会出现韧带松弛。最未雨绸缪的预防方法：减重、护膝。

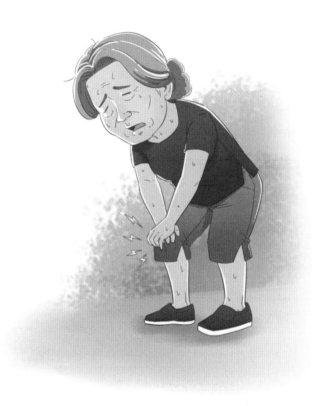

　　超重的人应该注意的是，太胖会对关节形成巨大的压力，这种压力会随着体重的增加而持续增加，导致整个膝关节变形。

　　有膝关节问题或骨性关节炎的老年人，不要因为关节患病放弃运动，因为长期不运动会导致肌肉萎缩，使肌肉无法保护膝关节，对关节产生更大的伤害。所以适量的运动对关节是有益的，但是对运动要有所选择。

在日常运动和健身中多以静力性运动为主，增加户外活动，提高活动能力和耐力，建议适度进行低影响的活动，包括散步、游泳或骑自行车。快走只适合轻度关节退变且无症状的人。游泳是中老年人运动身体的首选方式。骑车也是非负重运动，但是要注意不要在陡坡或者山路上骑车爬坡。

185. 人体脊柱关节的解剖组成和作用是什么

脊柱是指以骨盆为基座，以椎骨为支架，以椎间盘为纽带，以肌肉、肌腱为动力，以韧带、筋膜为保护，以脊髓、神经根和血管为通信指挥和能量供给的一个立体柱状结构。形象一点比喻，椎骨就好比是钢筋，椎骨周围的肌肉、韧带、神经、血管、筋膜等就好比是混凝土，它们共同浇注起了生命大厦的主梁——脊柱。脊柱支撑着人的头颅、四肢、内脏等许多器官。脊柱参与构成胸腔、腹腔和盆腔，用以保护各腔内的器官。椎骨之间的椎间孔是脊神经的出口，让脊神经顺利地传递身体上上下下的信息和维持身体的运行。

正常人体的脊柱由 26 块椎骨、23 个椎间盘，31 对脊神经和很多方向不一、活动范围各异的小关节及许多坚强的韧带组成。侧面观，成人脊柱有 4 个生理性自然弯曲，即颈曲、胸曲、腰曲、骶曲，使脊柱如同一个弹簧，具有缓冲震荡的能力，加强姿势的稳定性。椎间盘也可吸收震荡，在剧烈运动或跳跃时，可防止颅骨、大脑受损伤。脊柱具有很大的运动功能，其运动方式包括屈伸、侧屈、旋转和环转等。

186. 随着年龄增长脊柱关节会发生哪些变化

年龄增大以后，脊柱会发生明显的变化。首先是生理曲度会发生相应的改变，此外会出现增生的情况，骨质增生会加重退行性改变，还有可能会引起椎管狭窄的症状。

椎间盘退变是衰老的表现之一。椎间盘组织承受人体躯干及上肢重量，在日常生活或劳动过程中，劳损较其他组织严重，且血液供应少，营养有限，从而极易发生退变，且其修复能力有限。椎间盘退变主要表现为纤维环的裂隙形成，椎间盘内水分减少，椎间盘弹性下降，椎间隙变窄，终板下骨的水肿、脂肪化或硬化等。

椎管内有脊髓和脊神经根，椎管狭窄是常见的退变性疾病，按节段分颈椎、胸椎及腰椎椎管狭窄。随着脊柱小关节炎和椎间盘退变加重，椎管也变得狭窄，其中跨越椎间隙的体积较大的韧带之一——黄韧带会变短和变厚，这些结构会压迫椎管内的神经结构。

随着年龄的增长，脊柱关节的不断退化会加速老年人脊柱侧弯，并引起疼痛。同时，脊柱侧弯能加速骨退化、脊柱增生退化、脊柱侧凸、脊柱小关节紊乱，导致严重的下腰痛。

（董继革 谢红志 仇园园 罗丽华 张丽）

图书在版编目（CIP）数据

老年人运动健康一本通 / 北京老年医院组织编写；
陈雪丽主编. --北京：人民卫生出版社，2023.9
（相约老年健康科普丛书）
ISBN 978-7-117-35339-7

Ⅰ.①老… Ⅱ.①北… ②陈… Ⅲ.①老年人—健身
运动—普及读物 Ⅳ.①R161.7-49

中国国家版本馆CIP数据核字（2023）第184436号

人卫智网	www.ipmph.com	医学教育、学术、考试、健康，购书智慧智能综合服务平台
人卫官网	www.pmph.com	人卫官方资讯发布平台

相约老年健康科普丛书
老年人运动健康一本通
Xiangyue Laonian Jiankang Kepu Congshu
Laonianren Yundong Jiankang Yibentong

组织编写：北京老年医院
主　　编：陈雪丽
出版发行：人民卫生出版社（中继线010-59780011）
地　　址：北京市朝阳区潘家园南里19号
邮　　编：100021
E - mail：pmph @ pmph.com
购书热线：010-59787592　010-59787584　010-65264830
印　　刷：北京盛通印刷股份有限公司
经　　销：新华书店
开　　本：787 × 1092　1/16　印张：11
字　　数：123千字
版　　次：2023年9月第1版
印　　次：2023年10月第1次印刷
标准书号：ISBN 978-7-117-35339-7
定　　价：55.00元

打击盗版举报电话：**010-59787491**　E-mail：**WQ @ pmph.com**
质量问题联系电话：**010-59787234**　E-mail：**zhiliang @ pmph.com**
数字融合服务电话：**4001118166**　E-mail：**zengzhi @ pmph.com**

52检